心と体を強くする！

メガビタミン健康法

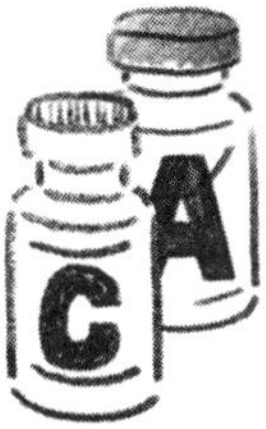

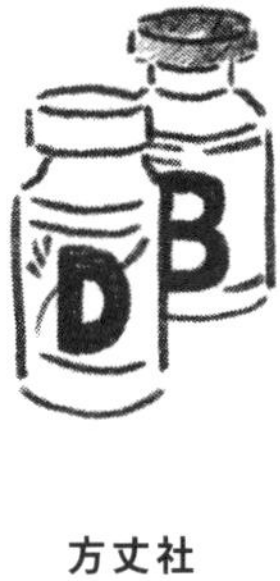

精神科医
藤川徳美

方丈社

はじめに

「不確実性の時代」と呼ばれて久しいですが、世界は今こそ驚くほどの勢いで変化を遂げています。新型コロナウイルスのパンデミックにより、暮らし方や働き方、そして自らの健康に対する考え方が変わっていく。そんなパラダイムシフトのさなかに、私たちは生きています。

私は広島でクリニック（ふじかわ心療内科クリニック・廿日市市）を開業している精神科の医師です。当院では精神疾患の治療として、分子栄養療法を実践しています。ここ数年は難病治療など診療科目を超えた診療も増えています。実際に診療した症例を基にして分子栄養学の情報を書籍やＳＮＳなどで発信し、健康自主管理の大切さを訴えつづけています。

現在、その重要性はますます高まっています。医師や薬に頼らずとも、日頃から自らの体調に気を配り、免疫力を高めておくことが求められているのです。

新型コロナウイルスの流行は、多くの人々を不安に陥れました。世界中で猛威を振るっているのですから、不安になるのも仕方ないでしょう。とはいえ、過剰反応が他の不調を招くケースもあります。

当院にも、「新型コロナに感染してしまうかもしれない」という患者さんが複数お見えになりました。万全な感染防止策をしてPCR検査も陰性とのことでしたが、それでも不安で眠れない、夜中の3時に目覚めてしまう、などと訴えられます。このように新型コロナが招いた不安障害は少なくないようです。


一般的な精神科の治療は薬物投与が中心ですが、当院では分子栄養学による栄養療法をメインに診療を行っています。巷で心の病といわれている症状の多くは、必要な栄養素が足りていない「質的栄養失調」が原因であると捉えているからです。

質的栄養失調とは、「糖質過多＋タンパク不足＋脂肪酸不足＋ビタミン不足＋ミネラル不足」です。新型コロナ不安障害のような症状が出てしまうのも、糖質過剰でタンパク質や鉄、必要なビタミン・ミネラルが足りていない栄養状態に、原因があるのです。ですから、糖質を控えてタンパク質と鉄を十分に摂り、良質な脂質、適切なビタミン・ミネラルを摂れば、過剰な恐怖心は消え失せます。

受診された患者さんはプロテインと鉄剤（フェルム）、抗うつ剤（ジェイゾロフト、ドグマチール）と抗不安薬（メイラックス）によって、2週間ですっかり落ちつきを取り戻しました。

一方、今回の感染症の流行によって、医療や健康の知識を吸収された方も多いと思います。医療の専門家ではなくとも、必要に迫られる形で、ウイルスの性質や感染症の病態に詳しくなったかもしれません。そしてテレビや新聞、インターネットで医師や専門家と名乗る方々の様々な意見を聞いて「医師といえども玉石混交だなあ」とため息をつかれたのではないかと想像します。コロナ禍という「有事」は、日本の医療がこれまで見過ごしてきた問題をあぶり出すことになりました。

日本の医師や専門家のほとんどは、感染症の予防と治療に有効な栄養素について言及することはありません。海外からの情報を頼りに、ビタミンCやビタミンD摂取の有用性が示される記事はありましたが、不確かなワクチンや治療薬への期待、小学生でも聞き飽きている手洗いやうがいの奨励に終始しています。

医師のいうことがすべてではないのです。これまで栄養療法を勉強してきた方は、さらに自分の頭で考えることの大切さを改めて実感されたと思います。これこそが健康自主管理へと通じる道です。

分子栄養学の知識は、感染恐怖症を消し去るだけでなく、実際の感染症対策および重症化予防としても欠かせません。適切な栄養摂取は感染症による重症化のリスクを下げますから、不安に苛まれることなく日々を過ごすことができます。みなさんが気になる新型コロナウイルス対策についても、本書でご説明していきます。

さて、今回のパンデミックでは「ＰＣＲ検査」というウイルス検出技術が注目されました。鼻の奥や口から採取した検体を使って、ウイルスのＤＮＡ、ＲＮＡにある遺伝子の一部を大量に複製して増幅させることで、体内にウイルスが存在するか否かをはっきりさせることができる検査です（新型コロナウイルスはＲＮＡウイルス）。

短時間で遺伝子を大量に複製することを可能にしたのが「ＰＣＲ（ポリメラーゼ連鎖反応）法」と呼ばれる技術です。ＰＣＲ法は１９８０年代に開発され、分子生物学の分野で用いられています。この技術が登場したことによって、人類ははじめてＤＮＡを操ることができるようになり、生命の秘密に迫る研究が進みました。ＰＣＲ法は分子生物学の発展に大いなる影響を与えたのです。

学問としての分子生物学は「遺伝子の基本構造はDNA分子の二重らせん構造である」と発見されたことがはじまりです。これは1953年にアメリカのジェームズ・ワトソンとイギリスのフランシス・クリックによって発見され、その発表は世界に驚きを持って迎えられました。その後、発見者のひとりである物理学者のクリックが1958年に「セントラルドグマ（生命の中心原理）」を発表したことで、生物学はパラダイムシフトを迎えたのです。

従来の生物学は、生物の法則性を見出して生命の本質を探ろうとするものでした。しかし遺伝子の解明により、生命の営みはDNAの指令によるものであることが理解され、分子生物学が確立されたのです。

その分子生物学の発展により誕生したのが、分子栄養学です。私が日本で最も尊敬する物理学者・三石巌先生によって提唱されました。従来の生物学が分子生物学へと発展したのであれば、栄養学も分子生物学の上に建設しなければならないという、三石先生の知見によって導かれた栄養学です。別名、三石理論とも呼ばれています。

分子栄養学はDNA分子レベルの栄養学です。分子栄養学は、栄養を受け入れる側である体を分子レベルで考えていく栄養学なのです。ＤＮＡ分子レベルで明らかになった体の中の反応に基づいて、必要な栄養を考えていくという新時代の栄養学だといえます。

生物学や医学、遺伝子学はＤＮＡ分子レベルで考える時代となったわけですから、分子栄養学が登場したことで、それまでの栄養学は古典栄養学というべきものになったのです。

しかし、三石先生が分子栄養学を提唱されてから現在に至るまで、栄養学に大きな進展はなく「三大栄養素のバランスをとる」「肥満対策としてカロリー計算をする」「ビタミンは自然の食品に含まれている」など、古くて間違った情報発信にとどまっています。不調に悩んでいる方々の多くは、古典的な栄養学の知識のままで食事を選択しています。だから具合が悪いのです。

間違った知識の栄養指導に従っていても、体調は良くなりません。いつもの私の言葉でいえば「バランスよく食べている人はみな栄養失調」ということです。バランスといってもその基準はこれまで食べてきたものから判断する「経験主義」にすぎず、根拠はあいまいなものですから、**本当に必要な栄養素の絶対量が足りていません。バランスのよい食事ではなく、ＤＮＡレベルの科学の法則に基づいて、体内の代謝反応に必要な栄養素を「絶対量摂ること」。これが健康の基本です。**

あらゆる領域でパラダイムシフトが起きている今こそ、分子栄養学による健康自主管理への転換が求められていると私は思います。

本書はその使命を担うと心に期し、読者のみなさんに分子栄養学に基づいた私の実践、メソッドをわかりやすく公開いたします。

まず、拙著『うつ消しごはん』『すべての不調は自分で治せる』(方丈社)で著した、プロテインの実践的な部分はとても重要ですので、第1章でおさらいをいたします。この本から新たな読者となってくださる方にも、わかりやすく実践法をお伝えします。また、すでに実践されている方の疑問点や新しい情報についても触れていきたいと思います。

その上で分子栄養学とメガビタミンについて、さらに踏み込んだ情報を第2、3章でご紹介します。不調を改善するだけでなく、健康寿命を延ばし免疫力を高めるために、なぜメガビタミンが必須なのか、どのようなメカニズムがあるのか、お伝えします。また、各ビタミンの性質を知ることで、ご自身の体調を踏まえて応用が利くというメリットもあります。

第4章では、分子栄養学の提唱者である三石巌先生はもちろん、精神科医のエイブラム・ホッファー博士や科学者のライナス・ポーリング博士、医師で理学博士のカール・ファイファー博士、現代アメリカの栄養学者のアンドリュー・ソウル博士などが記した海外のオーソモレキュラーの情報から、特に今の時代に必要な情報をセレクトします。

偉人、賢人たちの研究と実践によって示されたビタミンC、ビタミンB群、ビタミンE、ビタミンDなどの素晴らしい作用を知っていただきたいと思います。これらの作用をしっかり理解した上で栄養素を摂取してください。それによって分子栄養療法の効果を体感することができますし、実践のモチベーションも維持できます。

そして最後の第5章では、よく寄せられる質問について回答します。分子栄養療法を理解したつもりであっても、ついつい焦って手順を飛び越してしまったり、「効かない」と途中で諦める方がいます。よくある疑問や失敗から学び、実践に生かしていただきたいと思います。

分子栄養療法は、個々人の健康レベルを確実に底上げします。

実際に何らかの病気や不調を改善させるのはもちろん、特に不調はないと思っている人もぜひトライしてみてください。タンパク質やビタミンが足りない「低い健康レベル」に慣れてしまって、「歳を取ったから疲れるのも当たり前、薬が増えるのも仕方がない」など勝手に諦めている人も多いのです。

分子栄養療法を実践すれば、疲れにくくなり、いつもと体のキレが変わってきます。肌や髪がイキイキしてきます。ストレスや気候の変化に左右されず、仕事や家事に負担なく集中して取り組めます。要するに若返ります。もちろん感染症や慢性疾患にも罹りにくくなり、本当にいいことづくめなのです。

特に中高年以降の方にとっては、糖尿病や動脈硬化、がん、認知症、リウマチ、神経難病の予防につながります。健康寿命が延び、元気で活躍できる期間が長くなるのです。「歳を取ったら肉は控えめ」などという古い情報に縛られたままでは、後半生を空費してしまうでしょう。

三石先生も海外のオーソモレキュラーの医師や研究者たちも、90歳を超えてお元気だったことが、それを証明しています。

本書ではプロテインやビタミンの摂取をお勧めしていますが、それらは高価なものでなくて構いません。希少価値を謳う高価な健康食品とは異なり、どこにでもある、ありふれたプロテインやビタミン剤ですから、ネット通販で良質の品が簡単に手に入ります。

今すぐに新しい知識を学び、考えを切り替えて、実践してみてください。

心と体を強くする！　メガビタミン健康法　目次

タンパク質の次は、何を摂る？

ビタミンB群
——代謝を促進し、ATPを生成する

第3章 基礎から学ぶメガビタミン②
――脂溶性ビタミン

ビタミンA
――目や口の粘膜・上皮を守りがんを予防

第4章 分子栄養学が健康レベルを上げる理由

パンデミックを乗り越える

分子栄養学の展望

第5章 よくある疑問・失敗集

第1章

ここだけ押さえる！分子栄養学メソッド

タンパク質は、人間にとって必要な第一の栄養素です。英語のプロテインは、ギリシャ語の「第一となるもの」に由来しています。人間の体から水分を除いた70%はタンパク質でできているのです。

一昔前は「成長期を過ぎたら体はできあがっているので、タンパク質を無理に摂る必要はない」という人も少なくありませんでした。しかし、それは全くの間違いです。人間とは、タンパク質の生成と破壊の繰り返しによる動的平衡で維持されている生命体なのです。

三石巌先生は「タンパク質に生命が宿る」といわれました。低タンパク食では、生命の否定、そして健康の否定に至ってしまいます。

タンパク質をしっかり摂る、ここからがスタートです。

タンパク質を摂りつづけていますか？

プロテイン摂取が健康レベルを向上させる

人が生きていくエネルギーを得るために最も大切な生命活動は「代謝」です。スムーズな代謝を促すためには、タンパク質を筆頭に鉄やビタミンなどの栄養素が必要です。その栄養が満たされなければ、代謝で得られるエネルギーが少なくなるため、だるい、重い、つらい、といった不調がつづき、何をするのも億劫で気力のない日々を送ることになります。

こうした不調の裏側では「代謝障害」が生じています。栄養が満たされない質的栄養失調がつづくと、この代謝障害が積み重なります。これが原因で、統合失調症、糖尿病、膠原病、アトピー性皮膚炎、神経難病、リウマチ、がん、その他の慢性疾患に見舞われてしまうのです。こうした慢性疾患は、健康な人が突然なるのではありません。代謝障害によって生じる不調は、東洋医学の考え方では「未病」と呼ばれますが、分子栄養学でいえば「健康レベルが低い」ということになります。

分子栄養学を確立した物理学者の三石巌先生は、適切な栄養を豊富に摂ることによって「人は健康レベルを向上させることができる」と表現されていました。

健康レベルは人それぞれ異なります。なんとなく元気がない人、不調に苦しんでいる人、特に不調はないけれどパフォーマンスを上げたい人、病気を予防したい人など、様々です。なぜ、人によって健康レベルが異なるのでしょうか。それは分子栄養学でいわれる「確率的親和力（代謝酵素の働き方が人それぞれ異なること）」に個人差があり、一定以上の身体機能を保つために、必要な栄養素の量が異なるからです。確率的親和力を測定することはできませんが、すべての日本人がタンパク不足に陥っていることは間違いありません。健康レベル向上の第一歩はタンパク質を豊富に摂ること、すなわちプロテインを毎日飲むことです。もちろん『うつ消しごはん』でも述べたように、意識してタンパク質が豊富な肉や卵を食べることは重要です。しかしタンパク質を十分量摂るには、食事だけでは限界があります。だからプロテインが欠かせないのです。

ベストな指標はコレ！　食品に含まれるタンパク質の評価

必要なタンパク質の量については、一般的な「アミノ酸スコア」よりも、以前からの指標である「プロテインスコア」で換算した方が良いでしょう。

ちなみに、近年ではさらに進んだタンパク質の評価指標として「ＰＤＣＡＡＳ（タンパク質消化吸収率補正アミノ酸スコア）」というものもあります。ＰＤＣＡＡＳは実際に消化吸収され、体内で使用されるタンパク質の割合を換算したもので、最大１・00まで数値化されています。

また、「ＤＩＡＡＳ（消化性必須アミノ酸スコア）」という指標もあります。こちらは１・00までしか数値化できなかったＰＤＣＡＡＳの課題を解決した指標です。いずれにせよ、どの指標でも、肉や卵などのタンパク質量が高いことがはっきりしています。最新の評価方法であるからといって、評価の傾向は変わりません。ですから、一般の方はさほど神経質にならず、これまで通りプロテインスコアを目安にして、タンパク質の摂取量を調整することで問題ないでしょう。

摂取が必要なタンパク質は、自分の体重×１gが１日最低限の量となります。たとえば体重が60kgなら、１日のタンパク質は60gが最低限必要です。

プロテインスコアで換算されるタンパク質の量は、卵３個で20g、牛肉２００gで30g。ですから、体重65kgの男性なら卵３個＋牛肉３００gは摂ってください。特に悪いところもなく、健康維持が目的であっても、１日に体重×１gというギリギリの量ではなく、余裕をもって１日に体重×１・５〜２gは確保していただきたいものです。成長期の中高生、妊娠・授乳期の女性の場合は、確実に体重×１・５gは必要です。慢性病からの回復を目指すためには、１日に体重×２gのタンパク質が必要です。

タンパク質の摂取の過剰症を恐れる必要はありません。１日量として体重×４・４gまでは安全とされています。成人男性（体重65kg）ならば、計算上は65kg×４・４g＝２８６gのタンパク質に相当します。これはタンパク質を90％含有するプロテイン１kgを３日で飲みきる量です。こんなに飲める人は実際にいませんし、飲んでも消化吸収できません。ですから、プロテイン摂取でタンパク質過剰症が起きることは実質的にはないのです。

タンパク質を10g摂取するための必要量

牛肉　65g	アジ　56g	コーンフレーク 690g
豚肉　83g	カジキ　48g	米飯 650g
鶏肉　55g	エビ　86g	食パン 280g
羊肉　68g	たらこ　60g	うどん 690g
チーズ　50g	卵　79g（1.5個）	そば 360g
イワシ　63g	味噌 160g	オートミール 100g
サケ　58g	豆腐 330g	ジャガイモ 1097g
サンマ　52g	牛乳 470g	

各食材100g中のタンパク質含有量

米飯　1.5g	卵　12.7g	椎茸　0.3g
食パン　3.5g	牛乳　2.1g	イワシ　15.9g
うどん　1.5g	チーズ　20.9g	サンマ　19.2g
そば　2.8g	大豆　19.2g	サケ　13.2g
牛肉　15.4g	豆腐　3.1g	マグロ　20.8g
豚肉　12.1g	味噌　6.2g	
鶏肉　18.3g	トウモロコシ　1.9g	

プロテイン規定量、1日に20g（60cc）×2回は飲めていますか？

まずはプロテインを飲んでください。飲みつづけてください。あれこれ思い煩うより、プロテインを飲みはじめてから、その先の勉強をした方が効率的です。当院では、プロテインは男女共に1日20g（60cc）×2回の規定量を飲む指導をしています。なぜ2回なのかといえば、1回だけでは体内での効果が長続きしないからです。

1日20g（60cc）×2回ならば、確実に効果が上がります。いずれ1日60g〜100gのプロテインが飲めるならベストですが、最初は無理せず、まずは規定量を継続してください。

プロテインは60ccの量が20gです。プロテインの商品によってタンパク質含有量は異なりますが、いずれの商品であっても、プロテイン20g（60cc）を1日に2回は飲むようにしてください。朝夕、12時間ごとにプロテインを飲む習慣をつけてください。

食の細い方、長期間にわたりタンパク不足がつづいていた方は、ムカムカして規定量のプロテインが飲めない、お腹を下してしまう、ということもあります。女性に多い傾向がありますが、これもタンパク不足が原因です。臓器や酵素もタンパク質からつくられますから、タンパク不足だと消化吸収機能が上手く働かないのです。

こうした方は1日5g（15cc）×3回から開始して、プロテインを徐々に増やしていくようにしましょう。タンパク不足は、それまでの食習慣や基礎疾患の有無によっては、すぐに解消しない方もいます。着実に継続することが大切です。

プロテイン規定量1日20g（60cc）×2回と、肉と卵を意識した高タンパク食ができれば、体重×1・5g程度のタンパク質摂取が可能となります。それにより、次のような効果が得られます。

・薬の効きが圧倒的に良くなる

体の代謝が良ければ薬の効き目も良くなりますが、薬には代謝酵素阻害の作用があります。そこに、代謝酵素のタンパク質が十分量あれば、代謝が良くなり、少量の薬で効果が出ます。投与量が少なくなれば、副作用も軽減します。

・鉄不足を補う鉄サプリ（キレート鉄）が飲めるようになる

貧血でタンパク不足の女性の中には、鉄剤を飲むとムカムカして継続できないという方もいます。でもタンパク不足を解消すれば、改善します。また、プロテインを飲んでいると、フェリチンが増えやすくなります。フェリチン値は、その人が「貯金している鉄の量」を表す数値です。食事が低タンパク食（かつプロテインも飲まない）では、鉄剤を飲んでもフェリチンが上がらず、逆に下がることもあります。

・メガビタミンが開始でき、効果も出やすくなる

代謝に必要な酵素は、「主酵素（タンパク質）＋補酵素・補因子（ビタミン、ミネラル）」から得られます。つまり規定量のプロテインを継続できれば、メガビタミンを開始することが可能となり、ビタミン、ミネラルの効果が出やすいということになります。

繰り返しますが、まずはプロテイン規定量、1日20g（60cc）×2回を継続してください。

プロテインを継続すると、肌や目がイキイキしてくるだけでなく、疲れにくくなり、動きも溌剌とします。周囲の人から「最近すごく元気そうだね」といわれるようになるでしょう。

〈現在の私のプロテイン・1日量〉

朝、自宅で30g、クリニックで昼に40g、夜はESポリタミン（処方薬EAA）2g×2包を摂っています。

プロテインの選び方

プロテインには大きく分けてホエイプロテインとソイプロテインがありますが、当院ではホエイプロテインを勧めています。私が申し上げているプロテイン効果はホエイプロテインから得られるもので、ソイプロテインでは非効率です。

ホエイプロテインには大きく分けて、WPCとWPIという種類があります。

WPCには乳糖が含まれていますが、WPIは乳糖が完全に除去されています。WPIの方が精製に手間がかかるので値段は高いのですが、乳糖不耐性の人はWPIが良いでしょう。ただし、ご自分で「乳糖不耐性だからお腹を下す」と思っている人の中には、タンパク不足が原因ということも多いので、多くの人はWPCで構わないと思います。

ホエイプロテインであれば、どのメーカーの製品でもＯＫです。私が推奨するプロテインメーカーは特にありません。

〈参考　よく利用しているプロテイン〉

メグビー、ビーレジェンド、ダイマタイズ、ファインラボ、バルクス。当クリニックビル薬局ではビーレジェンドを販売しています。

ＥＡＡ（必須アミノ酸）のみの大量摂取で不調に？

筋力トレーニングをつづけている方を中心に、タンパク質のサプリメントであるＥＡＡ（必須アミノ酸）の有用性が注目されました。もともとプロテインを勧めていた私ですが「プロテインは大量に飲めないけれど、ＥＡＡであれば少量で必須アミノ酸が摂れるのでそちらを飲みたい」という方もいます。まずは先入観を持たず、私自身も市販されているＥＡＡやＥＳポリタミン（処方薬ＥＡＡ）１日２g×２回をしばらく試してみることにしました。

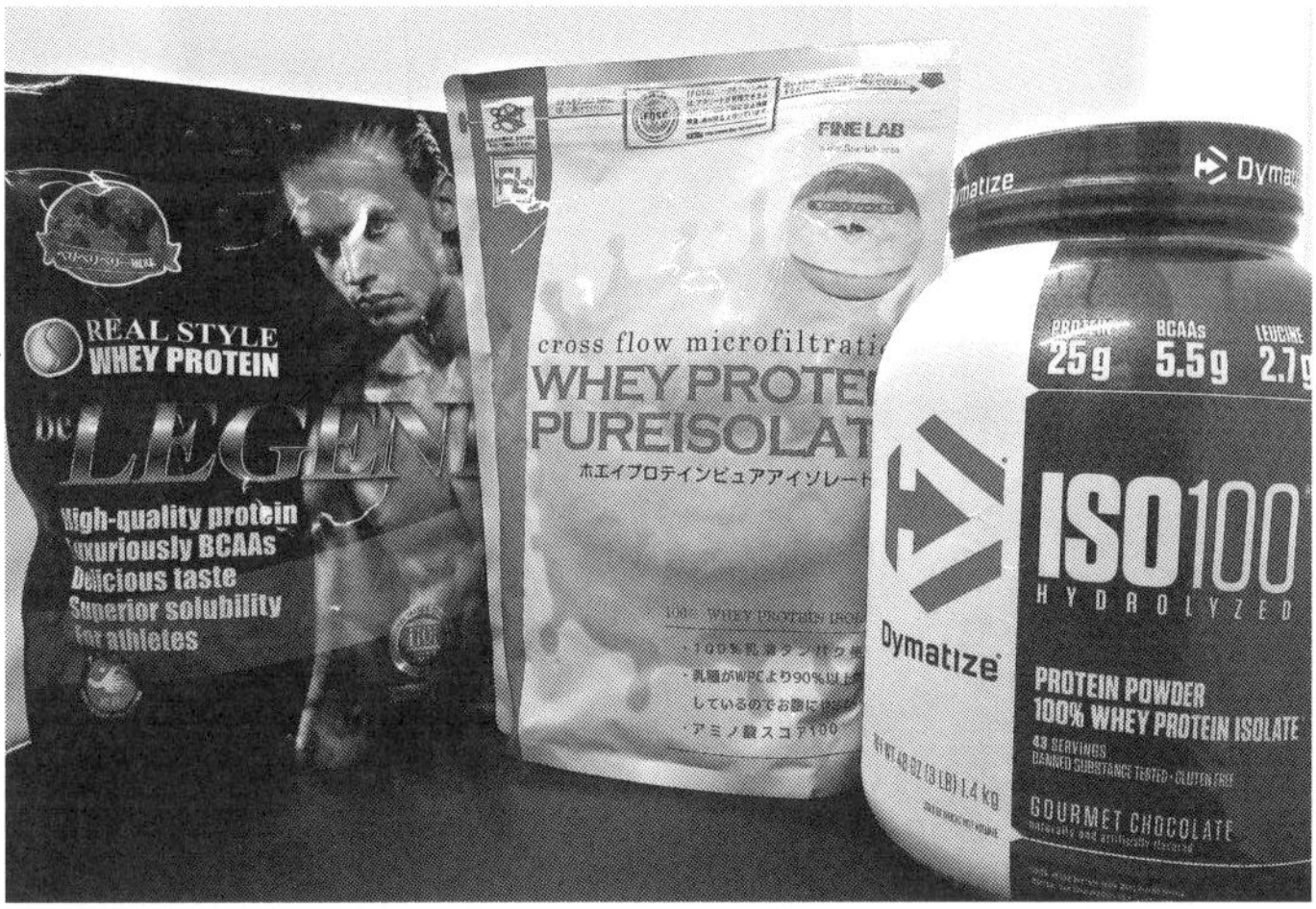

プロテイン（左からビーレジェンド、ファインラボ、ダイマタイズ）

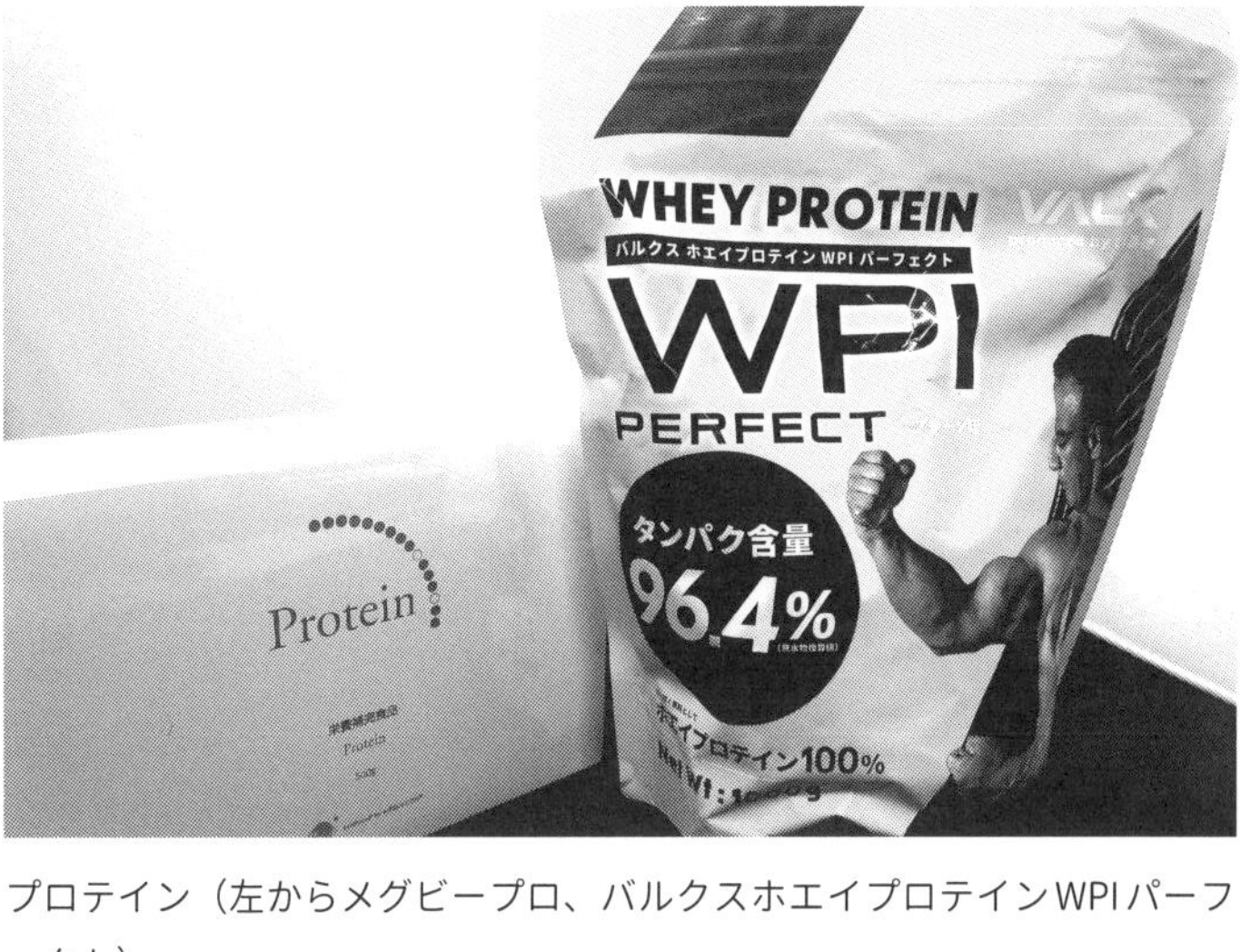

プロテイン（左からメグビープロ、バルクスホエイプロテインWPIパーフェクト）

とはいえ、タンパク質摂取の基本はプロテインであるというのが私の考えでしたので、患者さんにはあくまでプロテインと併用していただくことをお願いしていました。私自身もプロテインのサポートとしてなら、ＥＡＡは良いサプリメントだと感じていました。

ところがＥＡＡの方が効率よく必須アミノ酸が摂れるとして、そのうちにプロテインは摂らずにＥＡＡのみ、しかも大量摂取する方が増えてきました。それにともなって不調を訴える方も出てきたのです。大量に飲みはじめた当初は良いのですが、２～３か月継続すると、うつ状態や軽躁状態になる人が増えている様子がわかりました。

それを解消するために、「ビタミンＢ６、ビオチン、その他のビタミンやミネラルを加えるべき」など様々な主張がＦＢ、Twitter などのＳＮＳでみられました。

ＥＡＡパラドックスが起きるメカニズム

ここでアミノ酸の基本的な知識を振り返りましょう。

タンパク質は20種類のアミノ酸が結合して、できています。アミノ酸は大きくは「必須アミノ酸」と「非必須アミノ酸」に分かれます。体内で合成できないため、食事から摂取する必要のある9種類が必須アミノ酸（EAA：essential amino acids）、体内で合成できる11種類が非必須アミノ酸（NEAA：non-essential amino acids）となります。

・必須アミノ酸（EAA）

イソロイシン、ロイシン、トリプトファン、リジン、メチオニン、フェニルアラニン、ヒスチジン、スレオニン、バリン（子どもはこれにアルギニンを加えた10種類）

・非必須アミノ酸（NEAA）

アルギニン、グリシン、アラニン、セリン、チロシン、システイン、アスパラギン、グルタミン、プロリン、アスパラギン酸、グルタミン酸

『うつ消しごはん』でも紹介した「必須アミノ酸の桶の理論」はご存じの方も多いと思います。桶には1枚でも低い桶板があると、そこまでしか水が入りません。これと同様に、アミノ酸も最も不足する必須アミノ酸のレベルでしか、体内でタンパク質として利用されないのです。先に述べたプロテインスコアなどのタンパク質の評価でも、9種類の必須ア

ミノ酸のバランスが良ければ高いスコアになります。

「だから必須アミノ酸をしっかり摂ろう」ということになるのですが、その前提条件として、非必須アミノ酸の存在を忘れてはいけません。

非必須アミノ酸は体内で合成できますが、それは「必ずしも摂らなくてよい」ということではないのです。「必須アミノ酸の桶の理論」は、非必須アミノ酸が十分量あることが大前提です。

なぜなら体内で合成される非必須アミノ酸は、必須アミノ酸を原料にしているからです。プロテインスコアも非必須アミノ酸が十分摂取できているという前提のもとで、各必須アミノ酸必要量を評価したものです。

もしプロテインを摂らずＥＡＡのみを大量摂取してしまうと、ＥＡＡが非必須アミノ酸合成に浪費され、体内で必須アミノ酸が足りなくなってしまいます。つまり、ＥＡＡのみの大量摂取はＥＡＡ不足を引き起こすという「ＥＡＡパラドックス」が起きてしまうのです。

繰り返しますが、非必須アミノ酸は「体に不必要なアミノ酸」ではなく、「体に必要だが必須アミノ酸から合成可能なアミノ酸」であることを忘れないでください。

また、プロテインを摂らずにＥＡＡのみの摂取では、セロトニン、ドーパミン、ノルアドレナリンのアンバランスを引き起こすことになってしまいます。その結果、うつ状態、軽躁状態が引き起こされてしまうのです。

プロテインを飲めない人が、ＥＡＡを大量に摂ることだけは避けてください。少量でもプロテインを飲むことからはじめるのが基本です。

また、プロテイン量が不十分なままＥＡＡを夜飲むと、不眠になることもあります。対策としては、やはりプロテインを十分量摂ることです。そしてＥＡＡを日中に飲むようにすれば、不眠は解消されるでしょう。

安全なＥＡＡの摂り方

これに基づいてＥＡＡの摂取量を割り出してみましょう。

1日10g以下のＥＡＡなら、食事で非必須アミノ酸を補えるので安全です。処方薬ＥＡＡのＥＳポリタミンなら2g×3回は安全、となります。

1日10g以上のＥＡＡを摂取した場合、体内のアミノ酸バランスを整えるために、非必須アミノ酸も相応に必要になります。食事だけでは補えません。そのため、ＥＡＡの５～10倍のプロテインを併用することをお勧めします。

つまりプロテインを１日20ｇ（60㏄）×２回飲んでいる場合は、ＥＡＡ２ｇ×２～３回をプラスするという具合です。

プロテインとＥＡＡの組み合わせについて、現在はプロテイン１日20ｇ（60㏄）×２回＋処方薬ＥＡＡのＥＳポリタミン２ｇ×２～３回を推奨しています。筋肉トレーニングをなさっていてコーチがついている人、普段のご自分の体調観察ができて栄養の勉強している人はＥＡＡを飲まれても良いと思いますが、プロテイン初心者、健康維持が目的の一般の人は、無理してＥＡＡをプラスする必要はありません。

ただし、疾患を抱えている人の場合は、プロテインのみの服用より、プロテイン＋ＥＳポリタミンの方が効果は早いと思います。最近では、起立性調節障害（ＯＤ）、注意欠陥・多動性障害（ＡＤＨＤ）などの患者さんには、すべてＥＳポリタミンを併用し、治療効果を上げています。

プロテイン摂取と糖質制限を同時スタート

繰り返しますが、プロテインの規定量である1日20g（60cc）×2回を継続できるようになることがスタートラインです。そしてプロテインを飲みはじめたら、糖質制限もセットで開始してください。糖質過多は万病の元です。当院での分子栄養療法は、糖質制限＋タンパク質補給から開始します。

お菓子や甘いジュースを控える、白米や麺類、パンを半分に減らすなど、できるところからで構いません。糖質を控えた分、肉や魚、卵、チーズなどは増やせますので、お腹が空くということはないはずです。

食事でタンパク質をしっかり摂る、かつプロテインを規定量摂取すれば、糖質制限も苦になりません。タンパク質が満たされていくことで、「甘いものが欲しい」「白飯をお腹いっぱい食べたい」という偏食が治まってくるからです。

病気の期間が長い人、高齢者は改善が遅い

分子栄養療法の効果が出ない人の多くは、罹病《りびょう》期間が長い人です。それは、重度のタンパク不足歴が長いということを意味しています。発病後10〜20年も経過している場合は、改善にはかなり時間がかかります。パニック障害を20年来患っていた方は、薬を半減させるまで2年の月日が必要でした。

また、栄養療法の効果は、年齢にも左右されます。子ども時代は速かった代謝回転のスピードが、加齢にともなって落ちてくるからです。代謝がどの程度落ちてくるかは、皮膚のターンオーバーの期間を目安にするとイメージしやすいと思います。

新しい皮膚に生まれ変わるターンオーバーの期間は、20歳で28日、50歳で１００日、70歳で２００日です。３回のターンオーバーの期間があれば病気の症状が改善されると仮定するなら、20歳なら3か月、50歳なら1年、70歳なら2年かかる計算になります。

焦らずに糖質を減らして、タンパク質を摂りつづけてください。

タンパク質の充足度は何で判断する？

私はタンパク質の充足度をまずはＢＵＮの値で判断します。一般的な健康診断でも腎機能を診るためにＢＵＮは測定されますが、ＢＵＮとは尿素窒素のことです。ＢＵＮは体内の窒素量、すなわちタンパク質量を示します。この数値が低いと、タンパク不足ということになります。

ただし、タンパク質の充足度は、一般的にはアルブミン値（Alb）で判断されます。アルブミンは血清中のタンパク質の濃度を測る数値です。アルブミンの正常値は４・２以上とされ、３・５以下の場合は何らかの病気や栄養障害が疑われます。

私がまずＢＵＮをみるのは、アルブミン値より鋭敏にタンパク不足を示すからです。

ＢＵＮの目標値は20です。プロテインを飲んでもＢＵＮがなかなか上がらない女性が多いのも事実です。通常、プロテインを2週間ほど継続するとＢＵＮは急上昇しますが、プロテインをやめると2週間後には低下する傾向があります。そのため、ＢＵＮはあくまで「短期的に窒素量が満たされているか否か」の指標です。

つまりＢＵＮが低ければ確実にタンパク不足となりますが、ＢＵＮが高いからタンパク不足がないとはいいきれません。他の指標であるアルブミン、そしてＧＯＴ、ＧＰＴ、γＧＴＰが低ければタンパク不足であることは明らかです。

タンパク不足が30年間つづいている食の細い女性の場合、これらの数値が改善するまで最低数か月〜数年かかることは多々あります。

当院では、アルブミン４・２以上、ＧＯＴ、ＧＰＴ、γＧＴＰは20前後が理想です。

タンパク質の過剰摂取は起こりえない

それでもまだ「タンパク質摂取の上限は？」と訊かれることもあります。先に述べた通り、やみくもに飲んでも消化吸収できずに体外に出るだけですので、過剰摂取の心配には及びません。

日本人の場合、タンパク不足の人は大勢いても、タンパク質過剰の人は見当たらないのです。ほとんどの人が、「最重度タンパク不足」「重度タンパク不足」「軽度〜中等度タンパク不足」のいずれかに分類されます。「タンパク過剰」の人は見当たりません。

繰り返しますが、タンパク質の摂取（１日）は体重×４・４ｇまで安全です。つまり体重50kgの人なら220gまで飲んでも大丈夫、ということです。プロテイン含有率70％のビーレジェンドの製品1kgを3日ですべて飲む、というペースになってはじめてタンパク質過剰、という計算になります。そこまで飲める方はいないでしょう。

普通の食事をしている人が少し多めに摂ったくらいでは、まだまだ不足です。過剰摂取を心配する必要はないのです。

『うつ消しごはん』『すべての不調は自分で治せる』でも述べましたが、タンパク不足の目安をもう一度簡単におさらいしておきましょう。

・最重度タンパク不足　BUN10以下

BUN10以下は、1日20g（60cc）×2回の規定量のプロテインが飲めていない状態です。女性の患者さんの2人に1人、男性のごく一部がここに当てはまります。

・重度タンパク不足　BUN10〜15

規定量のプロテインは飲めるけれど、BUNの数値が上がらない状態です。この場合は、無理のない範囲でプロテイン量と肉や卵を増やして、根気よく継続してください。

・軽度〜中等度タンパク不足　BUN15〜20

規定量のプロテインを継続すると、BUNが20を超えてきます。体内のN（窒素）が充足して尿に溢れ出している状態です。この状態が理想値であり、短期的にはタンパク不足が解消した状態と判断できます。

ただし、他のタンパク質量を量る目安となる、アルブミン値、GOT、GPT、γGTPが低値なら、体内のタンパク不足は解消されていないので油断は禁物です。

糖質を減らして良質の脂肪酸を摂る

プロテインを飲みはじめると、糖質制限はラクに感じる人が多いようです。ただし最初は白米や麺の量を半分にするなど、ゆるやかに糖質を減らしていくことをお勧めします。ダイエット目的でいきなり糖質をゼロにする人もいますが、エネルギー不足に陥って体調を崩す人もいます。ゆるやかに開始して、糖質量は数か月以上かけて1食40g以下、いずれは20g以下を目指してください。

糖質制限にともなって意識して欲しいのは、良質の脂肪酸を摂取することです。脂肪酸は脂質の主な構成要素で、他の様々な形体の物質と結びつくことで脂質をつくっています。脂肪および脂肪酸は体内でエネルギー源となったり、細胞膜やホルモンの原料となったりします。脂溶性ビタミンの吸収促進にも欠かせません。

脂肪酸は大きく分けて、飽和脂肪酸（肉やバター、生クリームなどに豊富）と不飽和脂肪酸があります。不飽和脂肪酸は、オメガ3脂肪酸（魚やアマニ油・エゴマ油に豊富）、オメガ6脂肪酸（大豆油やコーン油などに豊富）、オメガ9脂肪酸（オリーブ油などに豊富）の3つに分けられます。

このうち体内では合成できない必須脂肪酸はオメガ3脂肪酸とオメガ6脂肪酸です。特に不足しがちなので意識して摂りたいのは、オメガ3系の油です。

避けたいのはマーガリンや菓子類、加工品に多用されている「トランス脂肪酸」です。脂肪酸については、『うつ消しごはん』に詳述していますので、併せてご参照ください。

ほとんどのコレステロール低下薬は不要

脂肪酸の話につづき、同じく脂質であるコレステロールについて、気にする人が多いので触れておきます。結論から述べますと、「家族性高コレステロール血症」以外の人は総コレステロール値を下げる必要は全くありません。

血液検査の結果には、総コレステロール２１９以上は高値と書かれていますが、これは大きな誤りです。悪玉コレステロールと呼ばれるＬＤＬ‐Ｃも、日本では１４０以上は異常とされていますが、アメリカでは１９０以上が異常値とされています。

以前、検査会社の人に「この総コレステロール値に示されている『↑（高値を示す矢印）』をつけないようにして欲しい」と伝えましたが、できないといわれました。間違った健康指標を患者さんが鵜呑みにしても良いのか、はなはだ疑問です。

閉経後の女性のほとんどはコレステロール値が上がりますが、放置で全く構いません。むしろ、総コレステロール値が高い人の方が元気で長寿です。反対に１５０以下の低値の場合は、うつ病、がんを引き起こすことが多くなります。

また、当院ではタンパク質を摂る食材として、プロテインスコア１００の卵を大いに勧めています。プロテインを何らかの理由で飲めない人に、毎日卵5個を食べるように伝えたところ、不調の改善がみられています。

かつて卵はコレステロール値を上げると敬遠されていました。しかし毎日卵10個を1か月継続してもコレステロールは上がりませんし、上がったとしても問題ない範囲の数値です。そのため、当院ではコレステロールを強力に低下させるスタチン系の高脂血症治療薬は一切処方しません。有害無益だからです。検診書などを持参されて高脂血症治療を希望される方には、オメガ3脂肪酸のロトリガ、エパデールを処方します。値を下げる作用はあまりありませんが、治療することで患者さんに安心していただけるならよしとしています。

家族性高コレステロール血症で、悪玉のLDL‐Cが高く、善玉のHDL‐Cが低い人には、ナイアシンをお勧めします。

ナイアシンには総コレステロールを下げて、悪玉のLDL‐Cと中性脂肪（TG）を下げ、善玉のHDL‐Cを上げる作用があります。特に善玉のHDL‐Cを上げてくれる物質は、この世の中でナイアシン以外にはありません。

ナイアシンは「ナイアシンフラッシュ」などの現象もありますので、正しい知識を持って飲むことが大切です。飲み方の注意は第5章を参照してください。

タンパク質の次は、何を摂る？

鉄不足対策！　フェリチン目標値１５０にアップデート

私は心療内科の臨床現場で、女性の「鉄不足」に気づきました。うつやパニック障害の症状に悩む女性の多くは、鉄を投与することでみるみる改善しました。そのことから、オーソモレキュラーや糖質制限など栄養関係の書籍を読み漁り、分子栄養学へとたどりついたのです。

貧血の指標はヘモグロビン値ですが、これは血液中の鉄分を示す値です。そのため、体内で貯蔵されている鉄の量を表すフェリチン値をチェックすることが肝心です。

フェリチンとは、体の組織の細胞質に存在し、鉄と結合しているタンパク質のひとつです。鉄の満たされ具合をお金にたとえると、ヘモグロビン値は財布のお金、フェリチン値は貯金です。貯金がないことには家計が維持できないのと同様に、鉄の蓄えがないと、心と体の健康は維持できません。

うつ・パニック障害の症状を訴える女性の患者さんの多くは、著しく低いフェリチン値を示す「潜在性鉄欠乏症」と思われます。心の病と診断される人の中には潜在性鉄欠乏症も多いと考えられますし、潜在性鉄欠乏症が原因で心の病に陥っている人もいます。

特に月経がある時期の若い女性は、毎月血液と一緒に鉄分を排出していることになり、慢性的で深刻な鉄不足に陥っています。理由のはっきりしないイライラやだるさ、月経前症候群（ＰＭＳ）の発症の多くは鉄不足が原因です。

鉄不足の症状は次の通りです。

・イライラしやすい、集中力低下、神経過敏、些細なことが気になる
・立ちくらみ、めまい、耳鳴り、偏頭痛
・節々の痛み（関節、筋肉）、腰痛
・喉の違和感（喉が詰まる）
・冷え性
・朝なかなか起きられない、疲れ

・出血（アザ）、コラーゲン劣化（肌、髪、爪、シミ）、ニキビ、肌荒れ
・不妊
・レストレスレッグス症候群（ＲＬＳ：むずむず足症候群）
・やたらと氷をガリガリ食べる

当院ではフェリチン１００未満の人には、全員鉄剤を処方しています。一般的な医師は鉄過剰を指摘し「フェリチン１００は危険だ」という医師までいますが、これは無知の極みです。

むしろまだ足りないのではと考えています。臨床を重ね、症例が増えていくにつれ、これまで目標値としていたフェリチン値１００では不足ではないかと考え、もう少し高い値を目指す方が良いと判断しています。いったん１００に到達して鉄剤をやめると、不調になる人も出たからです。女性は１５０程度、男性は２００程度まで鉄剤を継続した方が、良い状態を維持できるようです。

鉄のサプリメントは、安価で効果が高いキレート鉄一択です。鉄の過剰症はフェジン静注（鉄剤の注射）の頻回接種でない限り、経口摂取では起こりません。これまでキレート鉄

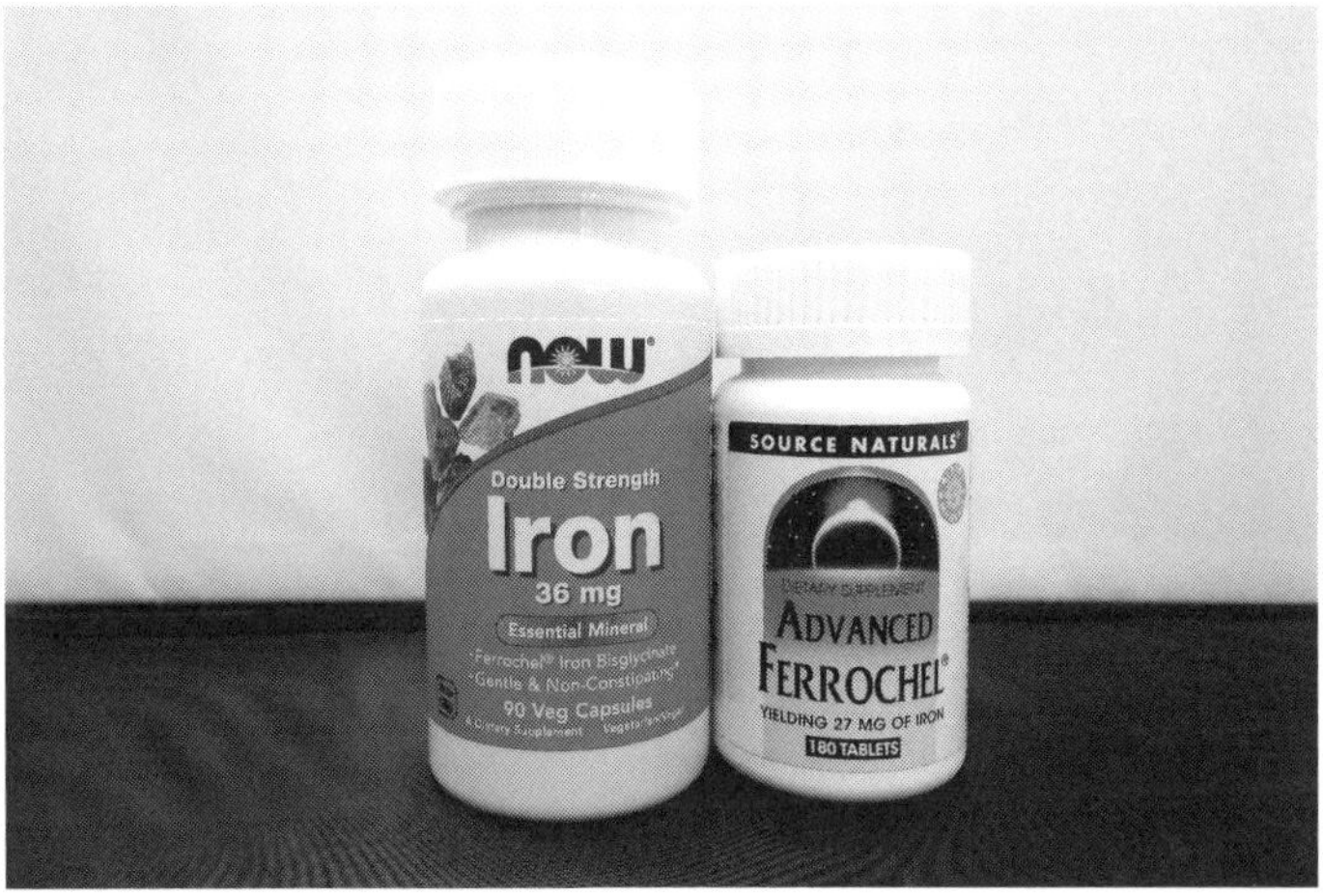

鉄（キレート鉄。左からNowアイアン36mg、ソースナチュラルのフェロケル）

を投与してきた4000人余の患者さんに、鉄過剰症状はひとりもいません。

マグネシウムは300の化学反応に関与する

ATPの合成に鉄は不可欠となるミネラルですが、実はマグネシウムも見落としてはいけません。ATPをたくさんつくる「好気性代謝（クエン酸回路＋電子伝達系）」において、マグネシウムの果たす役割は大きいのです。ですから、ここでマグネシウムについても解説しておきます。

生命は鉄を補因子とする代謝から進化し、マグネシウムや亜鉛を補因子とする代謝、そしてビタミンを補酵素とする代謝を獲得してきました。ですから、鉄はもちろん、マグネシウムが不足している状態でビタミンを摂っても効果は乏しい、ということになります。またマグネシウムはタンパク質の合成にも使われ、免疫細胞の能力発現にも関与しています。

アメリカ国立衛生研究所（ＮＩＨ）によると、マグネシウムは体内の３００以上の生化学反応に必要な補因子で、正常な筋肉と神経の機能を維持します。また心臓のリズムを安定させ、健康な免疫システムをサポートし、骨を強く保つために必要とされます。

マグネシウムが不足すると、心臓病、糖尿病、がん、脳卒中、骨粗しょう症、関節炎、喘息、腎結石、偏頭痛、月経前症候群（ＰＭＳ）、足や瞼のけいれん、こむら返りなどを引き起こします。十分に摂取すれば、これらの不調も改善するということです。

特に高血圧を抑える、心血管疾患の予防、糖尿病の改善、規則性の頭痛の緩和、喘息発作の重症度を抑える、月経前症候群の症状緩和など、顕著な効果について多くの研究が証明しています。

サプリメントは酸化マグネシウム以外のマグネシウムを

カルシウムとマグネシウムは、拮抗作用のある成分です。従来はカルシウム2：マグネシウム1のバランスが良いといわれましたが、現在は1：1が望ましいとされています。カルシウムを強化する食品が増えている中、マグネシウム不足が懸念されます。日本人はカルシウム不足よりマグネシウム不足が多いと考えられますので、意識して摂る必要があります。

マグネシウムは魚介類、海藻類、ナッツ、小麦胚芽、全粒粉に多く含まれ、ココアにも含まれています。小麦や米などは、精製の過程で真っ先にそぎ落とされています。「エプソムソルト」という入浴剤では、マグネシウムが肌からも吸収（経皮吸収）されます。ポカポカに暖まるため、発汗作用もあります。マグネシウム入浴では、1回150～300g程度を使用します。

マグネシウムをサプリメントで摂る場合、酸化マグネシウムは効果が乏しいので、それ以外のクエン酸マグネシウム、グリシン酸マグネシウム、キレート化マグネシウムなどを選択してください。サプリメントとして必要な量は200～1200㎎です。マグネシウ

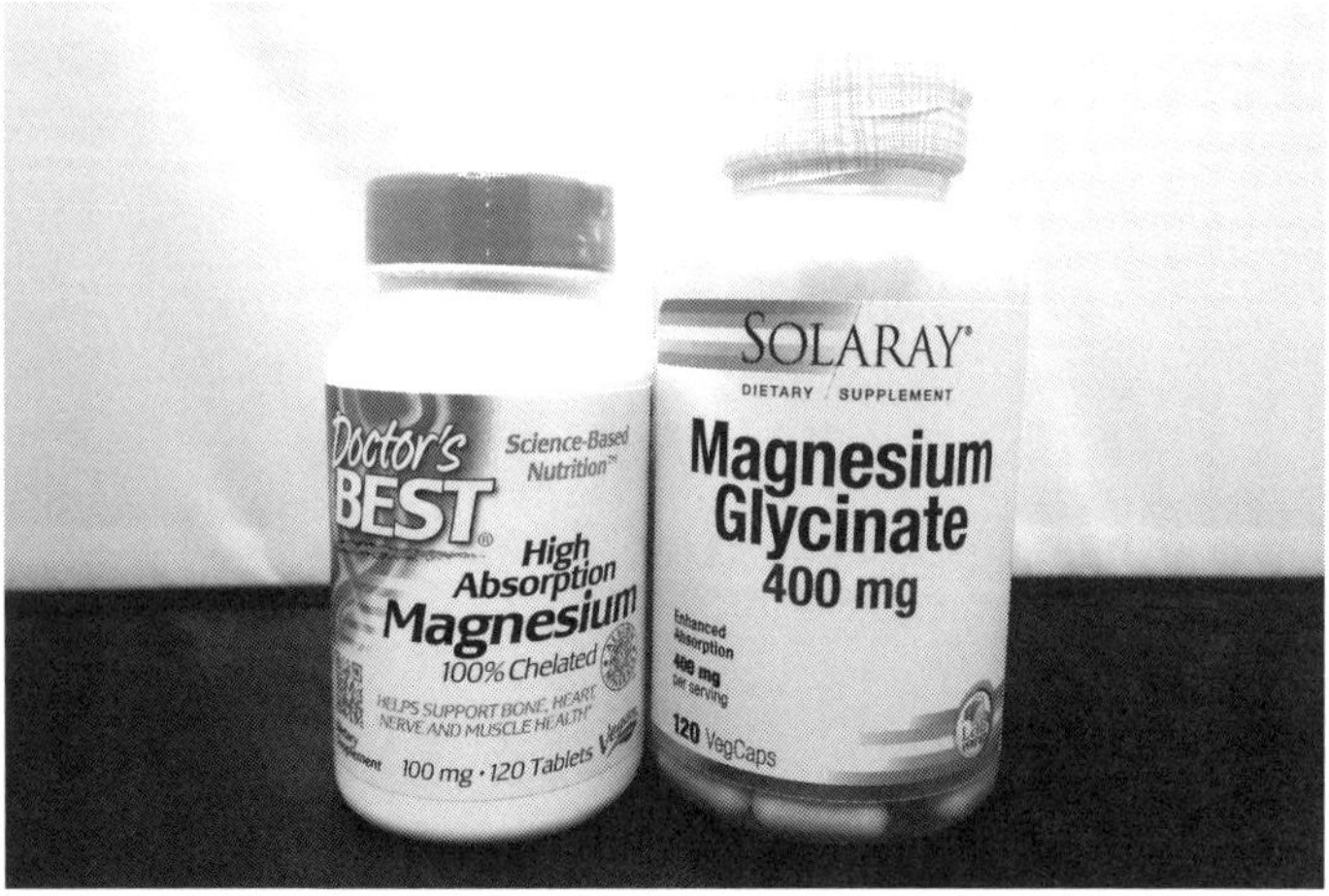

マグネシウム（左からDoctor's Bestの高吸収マグネシウム、 Solarayのグリシン酸マグネシウム）

ムは緩下剤として使われていることもあり、お腹がゆるくなる手前の最大量を摂ってください。

ミネラルはまずは鉄、その次にマグネシウムという順番で不足しないように気をつけてください。

すべての慢性疾患は低ＢＵＮ、低フェリチン

鉄・タンパク不足はうつ・パニック障害の原因になるだけでなく、現在ではすべての慢性疾患に関与していると考えています。

リウマチ、シェーグレン症候群、アトピー性皮膚炎、神経難病、がん。それらは例

外なく、低BUN、低フェリチンを併発しています。慢性疾患でアルブミン値が低下している人の場合は、タンパク不足がより深刻です。おそらく何十年も最重度のタンパク不足の状態がつづいていたと推測され、プロテインを数か月飲んだくらいでは、なかなか改善しない印象です。そのため、長く摂りつづけることが重要になります。

当院では初診の患者さんには、全員プロテインを飲むことを勧めています。長く通院している患者さんにも機会をみてプロテイン服用を勧めていますので、現在ではほとんどの患者さんがプロテインを飲んでいます。

プロテインを飲んでいる人は、飲んでいない人より圧倒的に早く改善します。二重盲験試験などつまらないことをする必要がない、圧倒的な差です。

まずはプロテイン規定量1日20g（60cc）×2回をつづけてください。これがクリアできたらビタミンサプリを開始します。

分子栄養療法のメガビタミンメソッド

メガビタミンの基本セット　ATPセット

プロテイン1日20g（60cc）×2回とキレート鉄が飲めるようになり、糖質制限も進んできたところで、メガビタミンを開始します。メガビタミンとは、メガ（大きい、たくさんの）量のビタミンを摂ることです。基本メソッドだけでも不調の改善、健康レベルの向上が見込めます。基礎疾患がない、加齢による大きな体調の変化がない限り、次の基本セットであるATPセットをつづけていけば問題ありません。

生きるエネルギーATPを量産するための補酵素、補因子として有用なビタミン・ミネラルの組み合わせが「ATPブースト（激増）サプリメント4点セット」（ATPセットと表記）です。高タンパク食＋糖質制限を前提として開始する、基本セットになります（ATP合成については第2章を参照）。

〈ATPセット　1日の摂取目安〉

・鉄：Ｎｏｗアイアン36㎎（キレート鉄）、必要量約１００㎎
・ビタミンＢ：Ｂ50コンプレックス、必要量１００～３００㎎
・ビタミンＣ：Ｃ１０００、必要量３０００～９０００㎎
・ビタミンＥ：Ｅ４００（ｄ‐αトコフェロール含有）、必要量４００～８００ＩＵ

※ＩＵ：国際単位（International Unit）の略。

〈ATPセット　飲み方の参考例・1日量〉

・鉄：Ｎｏｗアイアン36㎎（キレート鉄）、３錠（夕に3錠）
・ビタミンＢ：Ｂ50コンプレックス、２錠（朝夕に1錠ずつ）
・ビタミンＣ：Ｃ１０００、３錠（朝昼夕に1錠ずつ）
・ビタミンＥ：Ｅ４００（ｄ‐αトコフェロール含有）、１錠（朝に1錠）

※鉄とEは同時に摂取してはいけません。Eは朝、鉄は夕というように8時間ほど時間をずらして服用してください。

※B50は夜遅い時間に飲むと不眠になることがあります。夕方はできるだけ早い時間に飲むようにしてください。

〈各栄養素が必要な理由〉

・鉄

電子伝達系の最終段階に鉄が必要です。鉄が不足すると、電子伝達系の機能とクエン酸回路機能が低下し、ATPも少なくなります。

・ビタミンB

ビタミンB不足（特にB1不足）では、ピルビン酸がアセチルCoAに代謝されず、クエン酸回路機能が低下します。

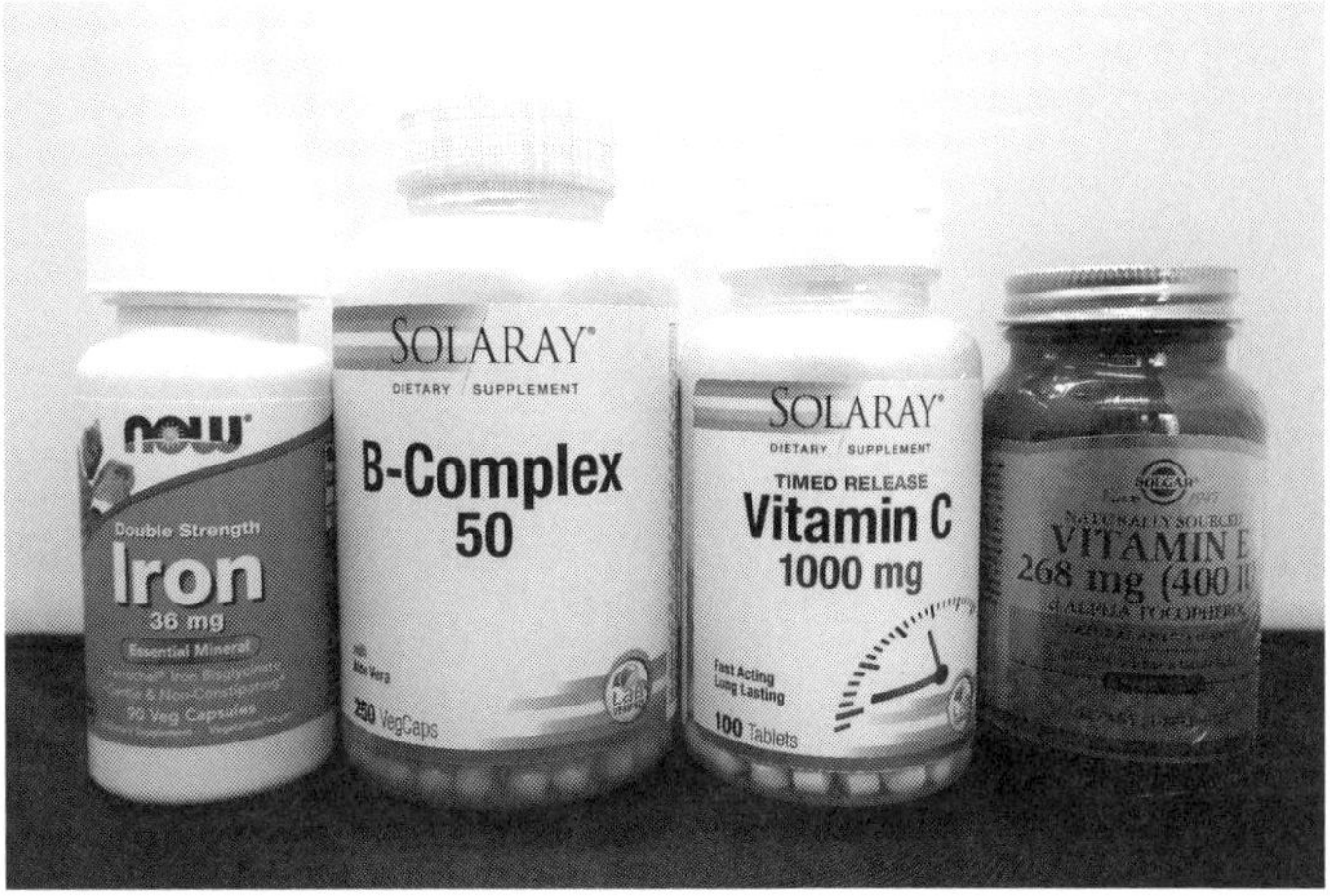

ATPセット（左からNowのアイアン36mg、SolarayのB50コンプレックス、C1000、SolgarのE400：d－αトコフェロール含有）

・ビタミンC

脂肪酸をミトコンドリアに取り込む際に必要な、カルニチンを合成する補酵素として働きます。

・ビタミンE

Eが不足すると呼吸で得た酸素の43％が、不飽和脂肪酸の自動酸化のために浪費されてしまいます。酸素は本来、ミトコンドリア内膜にある電子伝達系で用いられるものです。酸素不足になると「好気性解糖」ができなくなります。ビタミンEは酸素、ビタミン、ミネラルをミトコンドリア内に取り込みやすくします。

これら4点セットを基本として摂っていただくことをお勧めしますが、ＡＴＰ合成のための重要度を敢えてつけるとすれば、鉄（特に女性）、ビタミンB群、ビタミンC、その上で、ビタミンE、という順番になります。

メガビタミンの発展セット　アドオンセット

基本の高タンパク／低糖質食＋プロテイン＋ＡＴＰセットをつづけることができた方で、さらに健康維持や病気予防を強化したい人にご提案する組み合わせがあります。

それが「アド（ＡＤ）オンセット＝ビタミンA＋ビタミンD＋セレン」です。

粘膜や皮膚を強くする脂溶性ビタミンと、がん予防にも使われるミネラルのセレンを組み合わせたものです。

アドオンセットは脂溶性ビタミンを増やすことで、粘膜や皮膚を強化する作用がありま す。そのため、気管支喘息、花粉症、アトピー性皮膚炎などの改善を目的とする方にもお勧めです。インフルエンザなどの気道感染症の予防にも効果があります。

ＡＴＰセットに加えてアドオンセットまで実践できれば、健康レベルを上げて病気を予防するには最強だといえるでしょう。

〈アドオンセット　1日の摂取目安〉

・ビタミンA：2万5000IU（※妊婦は1万IUまで）
・ビタミンD：1万IU
・セレン：200mcg

※IU：国際単位（International Unit）の略。
※アドオンセットは脂溶性ビタミン、ミネラルなので、1日1回にまとめて摂取。飲み合わせに問題ないため、朝昼夕いつでも可能。

〈各栄養素が必要な理由〉

・ビタミンA

目、呼吸器、粘膜、皮膚、髪の毛、爪などの機能や免疫力に関係しています。粘膜・上皮のがん予防に対しても重要なビタミンです。妊婦は1万IU程度にとどめるべきとされていますので注意してください。

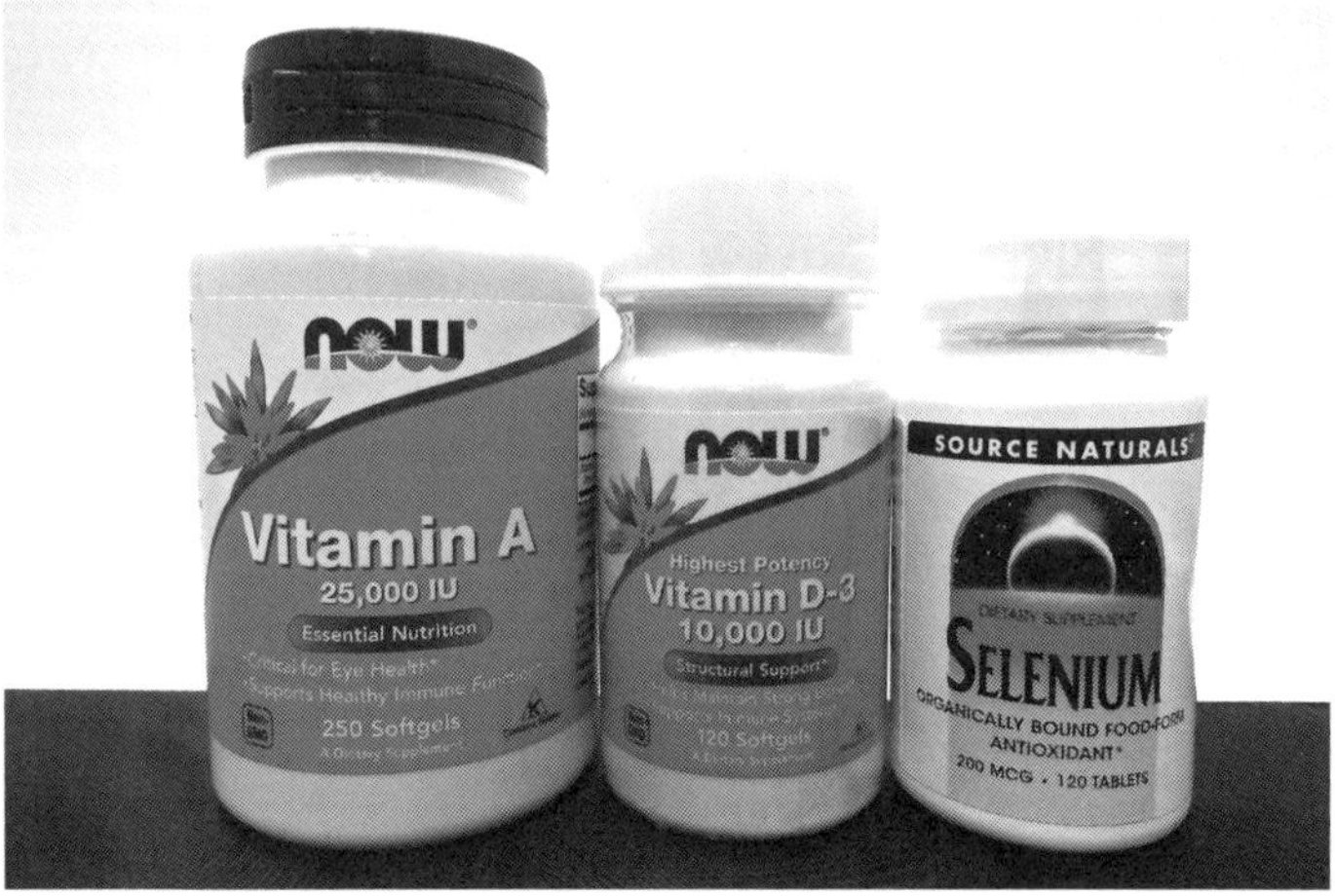

アドオンセット（左からNowのビタミンA、ビタミンD、ソースナチュラルのセレン）

・ビタミンD

骨粗しょう症対策としての効果が知られていますが、15種類のがん発症を抑える作用があるとされる他、様々な慢性疾患のリスク、そして感染症のリスクも軽減します。1日2万IUで花粉症が劇的に治ったとの報告もあります。

・セレン

抗酸化物質（スカベンジャー）のひとつである「グルタチオンペルオキシダーゼ」の合成に必要なミネラルです。セレンの過剰摂取は毒性があるという指摘もされていますが、200mcgならば全く安全で、毒性の心配はありません。オーソモレキュラーの医師たちは、ＨＩＶ治療やがん治療にセレンを用いています。

次章からは、各ビタミンについてより詳しく述べていきます。メガビタミンのＡＴＰセットとアドオンセットの効果を知っていただくために、ぜひ各ビタミンの役割も学んでいただきたいと思います。

第2章

基礎から学ぶ
メガビタミン①
――水溶性ビタミン

ビタミン・ミネラルとは、人体の機能を正常に保つために必要な微量栄養素です。体内では「合成できない」あるいは「必要な量を合成できない」ため、食べ物から摂取しなければならない必須栄養素でもあります。

ビタミンの語源はラテン語の「ビタ＝生命」。ポーランドの生化学者、カシミール・フンク博士によって発見、命名されました。現在ビタミンは 13 種類あり、水に溶けやすい「水溶性ビタミン」と油に溶けやすい「脂溶性ビタミン」の 2 つに分けることができます。

第 2 章では、メガ（大量）ビタミン療法で用いるビタミンの中から、水溶性ビタミンの働きについて解説していきます。メガビタミンの基本セット、ATP セットに含まれるビタミン B 群、C のことを学んでいただきたいと思います。

水溶性ビタミン

ビタミン B1、ビタミン B2、ナイアシン（B3)、パントテン酸（B5)、ビタミン B6、ビタミン B12、葉酸、ビオチン（以上はビタミン B 群)、ビタミン C

脂溶性ビタミン

ビタミン A、ビタミン D、ビタミン E、ビタミン K

ビタミンC――ストレスに抗い免疫力を高める

祖先は2500万年前にビタミンCの合成能力を失った

ビタミンCは最も有名なビタミンでしょう。とはいえ、その真の実力を理解している人は少ないかもしれません。果物や野菜を「ビタミンCたっぷり」と勧められることはありますが、サプリメントでのビタミンC大量摂取となると「効果は証明されていない」などと攻撃する人が出てきます。全くもって不思議です。

ビタミンCは10億年前に生物が誕生した原始の海に存在していました。生物の根源的な「代謝」に深くかかわりを持つ有機物で、生物進化のかなり早い時期に合成がはじまったと考えられています。

ほとんどの生物はビタミンＣを体内で合成しています。魚類、両生類は腎臓で合成していました。鳥類は腎臓で合成していましたが、後に肝臓でつくるようになりました。ほとんどの哺乳類は肝臓でビタミンＣを合成していました。

ところが、私たちは２５００万年前にその合成能力を失ったのです。ビタミンＣ合成経路の最後に位置する酵素に、遺伝子変異が生じたためです。

そのため、最も進化したサルと人間、そしてモルモットやコウモリの一部などは体内でビタミンＣをつくることができません。ちなみに動物園で人気のカピバラも合成できないので、エサにはビタミンＣが添加されているはずです。

２５００万年前、霊長類の祖先は、ビタミンＣが豊富な果物や野菜がある地域に住んでいました。体内でビタミンＣを合成できなくても、食べ物から摂ることで生き延びることができました。

そしてビタミンＣ合成という作業から解放され、そのために浮いたタンパク質やエネルギーを用いて、高等動物にふさわしい能力を獲得したのです。

この仕組みは、ビタミンＣが豊富な食べ物が手に入る土地で暮らせば上手く働きます。

しかし、都市生活や長い航海生活、食料が不足する戦時中など、新鮮な野菜や果物が手に入らなくなると問題が出てきたのです。

中世の人を苦しめた壊血病はビタミンC欠乏症

ビタミンCの欠乏による健康不良の症状に関しては、古代ギリシャの哲学者で医師のヒポクラテスが克明に記録しているそうです。中世のヨーロッパでは、凶作で新鮮な野菜や果物が大量に不足すると、歯茎や皮膚から出血を起こす「壊血病」が人々を苦しめました。中世後期の大航海時代に乗組員たちが命を落としたのも壊血病です。都市の住民や長い間戦争をつづけている兵士たちも壊血病に倒れました。

欧米でオーソモレキュラーを切り開いたカナダの精神科医ホッファーは、中世のペストの蔓延も壊血病が要因であったと記しています。

「この壊血病は単なる食糧不足が原因ではなく、ビタミンCの欠乏が原因である」と発見したのは、スコットランドの医師、ジェームズ・リンドでした。柑橘類を食べることで船員たちがみるみる元気になったのです。リンドはこの経緯を記し、初のビタミン研究書である『壊血病の報告書』が1753年に発表されました。

1927年、ハンガリーのセント＝ジェルジ・アルベルトが牛の副腎から取り出した物質は、ビタミンC（当時は「水溶性因子C」と呼ばれていた）と似ている性質を持っていました。モルモットで実験したところ、壊血病を防ぐ効果が発見されたのです。1933年、イギリスのウォルター・ハースが、セント＝ジェルジから渡された上記の物質の構造を解明し、アスコルビン酸と命名しました。ビタミンCの別名は「Lアスコルビン酸」ですが、ギリシャ語で「ア」は否定の接頭語、「スコルビン」は壊血病、つまり「壊血病にならない」という意味です。

ちなみにアスコルビン酸にはL体とD体が存在しますが、抗壊血病作用を持つのはL体で、D体はほとんど作用がありません。Lアスコルビン酸のことをビタミンCと命名したわけです。

人にはどれだけのビタミンCが必要か

もし霊長類に突然変異が起こらず、人間が自らビタミンCの合成をしていたなら、その量はどれほどでしょうか。それを知ることは、ビタミンCの必要量の考察につながります。

ビタミンCを合成できるラットで調べた研究によると、ラットの肝臓が1日に合成するビタミンCの量を、体重60kgの成人に換算した場合、1・7〜3・4gあれば血中ビタミンC濃度が正常に保たれるそうです。

しかし、これはストレスがゼロの場合です。病気や外傷、心労、気候変動などのストレスがかかれば、必要量は数倍に跳ね上がります。

サルやモルモットのビタミンCの量を踏まえて、三石先生は人間がもし自分でビタミンCをつくるとしたら、その1日の量は2〜20gであると考察されています。ビタミンCの必要量は個人差がありますので、理想の摂取量にも幅があります。

ビタミンC必要量が1日2〜20gであるということは、ビタミンCを飲んでいない人は全員ビタミンC不足ということになります。1日2gでさえ、意識しないと摂取できないからです。現代人の不調の多くは、ビタミンC不足が代謝障害を引き起こしていることに起因しているのです。

国が示しているビタミンCの必要量は成人男女で100㎎となっています。心臓血管系の病気予防効果が期待できるとされていますが、メガビタミン健康法に照らし合わせるなら、これでは全く足りません。

アメリカの基準量（ＲＤＡ）の必要ビタミンＣ量は、男性90㎎、女性75㎎と記されています。話にならないほど低いのです。それでもアメリカ人の１／２はサプリメントでビタミンＣを摂取しています。日本人はどうでしょう、まだ１／１００程度ではないでしょうか。

食品中のビタミンＣ含有量は激減している

「果物を食べているからビタミンＣは足りている」という人がいますが、ビタミンＣの１ｇはレモン50個に相当します。サプリメントのＣ１０００×３錠は、レモン50個×３の１５０個分です。

加えて、今の果物や野菜の栄養価は下がってきています。イチゴやトマトも品種改良で、ずい分甘くなってしまいました。酸っぱくてアクの強い果物や野菜は敬遠されていますが、そうした昔の作物に含まれていた量のビタミンＣ量は、今や期待できないのです。『うつ消しごはん』でも、ほうれん草やひじき煮に含まれる鉄分が減少していると書きましたが、ビタミンＣも同様に、作物から減少しています。

おそらく太古の土壌には、ビタミンやミネラルが豊富に存在していたでしょう。そこで実る作物にビタミンCは豊富に含まれていました。しかし、人が集まって都市生活を営みはじめてからは新鮮な作物が不足しがちになり、ビタミンC不足による壊血病やペストなどの感染症に倒れていったのです。

壊血病はビタミンC欠乏であることが発見され、その必要量は世界各国の栄養指導にも反映されています。しかし、基準値とされる量は「壊血病にならない程度の量」にすぎません。さらには、そのわずかの量ですら、食べ物から摂るのは困難になっています。厚生労働省の食品成分表をみると、ビタミンC含有量は、ほうれん草100㎎（1963年）から35㎎（2015年）に激減しているのです。

ビタミンCを大量に飲んでも無駄？　お腹を下す？

水溶性ビタミンであるビタミンCは、大量に摂ってもすぐ尿に捨てられてしまうから摂っても無駄といわれます。実際はどうでしょうか。三石先生はビタミンCの半減期について指南しています。

水を大量に飲めば、それが尿になって出ていきますが、単に管に水を入れたものがそのまま出ていくような仕組みではありません。たとえ余分な水があっても、加水分解反応などに利用されることもあり、しばらくは体内に留まります。

ビタミンCについても同じようなことがいえます。ビタミンCが体外に排出されるのは、尿に溶けた形で出ていくわけですから、口から入ったビタミンCは用を足すまでは体内に留まりながら、血液や組織のビタミンC濃度を高めているのです。ビタミンCを大量に摂ればとるほど、その体内の濃度が高くなります。経口投与の場合、ビタミンCの濃度は3時間後にピークに達します。

体内のビタミンCの半減期は、放射能を与えたLアスコルビン酸を人体に投与して調べたところ、16日ということです。

経口摂取したビタミンCは、血液や組織のビタミンC濃度を高め、ビタミンCを補酵素とする代謝を高めます。ビタミンCの半減期は16日ということを踏まえれば、「飲んでもすぐ尿として排泄される」という考え方は正しくありません。妙な理屈をこねずに、できるだけ多い量を日々コンスタントに摂取することが大切です。

ビタミンCの腸耐性用量飽和はなぜ起きる？

病気や外傷などで生じる活性酸素により、ビタミンCは破壊されて濃度が低下してしまいます。そのため、活性酸素を中和するためには高用量のCが必要となります。

病気や外傷などで生じる活性酸素によりC濃度が低下してしまうと、Cの腸耐性用量が急速に増大します。つまり、高用量のCが服用、吸収可能となるのです。

普通の体調の人がビタミンCを過剰に摂った場合に下痢を起こすことがありますが、それは直腸内の高濃度Cによる高い浸透圧によって、水分吸着が起こるからです。一方、病気や外傷で急速にビタミンCが破壊されると、その結果としてビタミンCの腸からの吸収能力は急速に増大します。つまり、病気のときにはビタミンCが直腸まで届かなくなるから、下痢は起こさないということです。病気によるビタミンCの吸収能力は、病気の重症度に比例します。

不調であればあるほど、ビタミンCが必要であることがわかると思います。

医学部で教わるのは、ビタミンC不足（1日に100㎎以下）で壊血病になるということだけです。しかし、意識してビタミンCを摂取しない限り、ほとんどの人は不足状態にあります。マウスや犬などビタミンCをつくることができる動物は、人間の体重換算で通常時には2～7g、ストレス時には10～20gのビタミンCを合成しています。

1日3～20gのビタミンCを摂ることで、感染症、がん、その他の慢性疾患の予防になるのです。ビタミンCは腸耐性用量を利用した緩下剤にもなるでしょう。便秘に悩んでいる人には特効薬だと思います。これほど安全で安価なものは他にないはずです。毎時間2gを3～4回摂取することで、多くの人が便秘解消につながるのではないかと思います。

ちなみに三石先生は「便秘がCで治るからといっても、Cが便秘の特効薬だと考えてはいけません。C不足があったので便秘をしたと考えるべきです」と示されています。

ビタミンCの腸耐性用量とは最大吸収量

ビタミンCの腸耐性用量とはすなわち、その人にとっての最大吸収量ということになります。これは個体差が大きく、病気や外傷、ストレスがあるときは吸収量が増大するなど、その時の体調によって変動します。

ここに示すデータは、健康状態や疾病別の腸耐性用量を示したものです。

ビタミンCの腸耐性用量

状態	1日C量（g）	服用回数
健常時	4～15	4～6
風邪（軽度）	30～60	6～10
風邪（重度）	60～100 or more	8～15
インフルエンザ	100～150	8～20
単核球症	150～200 or more	12～25
ウイルス肺炎	100～200 or more	12～25
花粉症、喘息	15～50	4～8
環境、食品アレルギー	0.5～50	4～8
火傷、外傷、手術	25～150	6～20
不安、興奮、ストレス	15～25	4～6
がん	15～100	4～15
強直性脊椎炎	15～100	4～15
反応性関節炎	15～60	4～10
急性前部ぶどう膜炎	30～100	4～15
リウマチ性関節炎	15～100	4～15
細菌感染症	30～200 or more	10～25
ウイルス性肝炎	30～100	6～15
カンジダ症	15～200 or more	6～25

（出典　Helen Saul Case: Orthomolecular Nutrition for Everyone）

ビタミンC腸耐性用量を実際に検証

繰り返しますが、ビタミンCの必要量は人によって異なりますし、摂取に耐えられる量（腸耐性用量）も異なります。実際のところ、健康な人の場合でも1日に吸収できるのは10～20gでしょう。それ以上飲むと、下痢、もしくは軟便になってしまうことが多くあります。

ところが、重篤な病気に罹った人は体内でビタミンCが使われて、C濃度が低下するため、ビタミンCの腸耐性用量が増えるという現象が起きてくるわけです。

つまり、健康なときは1日10～20g程度で軟便になるものの、重篤な病気のときは100gでも軟便にならないそうです。

アメリカの栄養学者、アンドリュー・ソウルの娘であるヘレン・ソウルの本でも、このビタミンC腸耐性用量という言葉は何度も出てきます。

ならば、自分自身の体ではどうなのかを検証してみました。

私は日頃、メグビーミックスを朝2g、Solaray タイムリリースを昼2g、夜2g飲んで、ビタミンCを摂っています。メグビーミックスは、ビタミンB群やビタミンCを豊富に含む粉末状の食品です。Solarayタイムリリースは、作用持続性のビタミンCです。

朝のメグビーミックスを継続したまま、8時から17時まで1時間ごとにCパウダー（アスコルビン酸粉末）を摂取してみました。

・毎時間3gを摂取した場合

3回服用した段階で腹痛が。腸耐性用量を超えたので中止しました。

・毎時間1gを摂取した場合

8時から17時まで継続して服用できました。腸蠕動《ちょうぜんどう》（腸の動き）は進みますが、お腹が下るほどではありません。ただし、ギリギリな感じはしました。

・毎時間2g↓1g↓2g↓1gを交互に摂取した場合

4回服用で腸耐性容量を超えたので中止しました。

・２時間ごとに２gを摂取した場合

腸蠕動は亢進《こうしん》しますが、ギリギリセーフという感じでした。

朝にメグビーミックスを摂っている量を加えると、私の腸耐性用量は今のところ14gであることが判明しました。この結果、私にとっては１日10gが適正量だと判断しました。

〈ビタミンCの１日必要量〉

・３０００〜９０００㎎（３０００㎎の際は、Ｃ１０００を朝昼夕に１錠ずつ）

〈現在の私のビタミンC・１日量〉

私は日頃、メグビーミックスを朝2g、Solaray タイムリリースを昼2g、夜2g飲んでおり、合計6gです。血中濃度が上昇したため、あまり飲めなくなったのだと思います。

風邪の引きはじめには、通常のCより1・5倍の効果があるとされているリポゾームCを1時間に1gのペースで摂り、加えてビタミンC30g＋ビタミンB１００＋グルタチオン１８００㎎の点滴もします。

「ビタミンCの突出」を防ぐためにビタミンEを併用

ビタミンCを10g以上摂取する場合、「ビタミンCの突出」という現象に気をつけなくてはなりません。

本来、抗酸化作用を持つビタミンCですが、大量摂取の場合にはビタミンC自体が酸化してしまう、という現象が起きます。ビタミンCの酸化・還元作用のバランスが乱れることがあるからです。

ビタミンCは活性酸素から電子を受けとり、自らが酸化されることで活性酸素（ラジカル）となりますが、それが酵素作用により還元されます。しかし、そのバランスが乱れると、活性酸素として作用することになります。酸化されたビタミンCの割合が多くなることを「ビタミンCの突出」といいます。

また、ビタミンCは、鉄イオンや銅イオンがあると、活性酸素の発生源になります。体内の活性酸素が増えてしまうと、DNAやタンパク質・脂質の損傷を招いてしまいます。

そこで助っ人となるのがビタミンEです。ビタミンCの酸化をビタミンEは還元する働きがあり、何度も再利用できることになるのです。

ビタミンC10gの摂取に対して、ビタミンE（d‐αトコフェロール）400IUを併用するとバランスが良いでしょう。毎回同時に飲まなくても結構ですので、ビタミンCの1日の総量に気をつけて、ビタミンEもしっかり摂ってください。

ビタミンCの研究に捧げたポーリング

ビタミンCの効能を世に広めた第一人者は、オーソモレキュラーの大家でもある、科学者のポーリングです。ノーベル化学賞とノーベル平和賞という2つのノーベル賞を受賞したポーリングは、20世紀で最も偉大な科学者のひとりとして評価されています。

ポーリングがビタミンCの研究に熱中しはじめたのは、アメリカの生化学者アーウィン・ストーンとの交流がきっかけでした。ストーンは「政府が定めるビタミンCの摂取量で壊血病は予防できても、健康状態を最高に保つには足りない」という主張をしていました。ポーリング自身も夫人と共に1日3000㎎（3g）のビタミンCを摂りはじめたところ、以前より体調がすこぶる良くなったのです。

その後、ポーリングはビタミンCの本をいくつも出版し、研究所も設立しました。19

70年に出版され、全米でベストセラーとなった『ビタミンCと風邪』には、1日に5〜10gのビタミンCを摂取すれば風邪が予防でき、罹ったとしても軽症で済むなど、ビタミンCの重要な効能が記されています。

ポーリングの功績により、ビタミンCはアメリカで一大ブームになりました。しかし、一部の医師から「その説の根拠を示せ」と攻撃されました（ビタミンへの攻撃は現在に至るまでつづいていますが……）。

ポーリングは、ビタミンCのサプリメントは天然品でも合成品でも品質に違いはないと明言しています。天然であることをアピールする品もありますが、天然物からの抽出は労が多く、コストがかかって高価です。これはビタミンB群も同様です。高価な天然品も安価な合成品も得られる効果に違いはないので、合成品で全く問題ありません。

ケトン体エンジンを回すビタミンC

ビタミンCは大量摂取をしない限り不足します。そのため、大部分の人は慢性壊血病に罹っている恐れがあるのです。代謝にはビタミンCが補酵素として働きますが、補酵素がないと最高レベルの状態で代謝が行われていないということになります。代謝を最高レベルで行うことこそが、健康レベルを上げることです。

中世の壊血病では、人がバタバタと倒れて亡くなりました。現代ではそこまでの現象が起きなくても、軽症の壊血病が蔓延している恐れがあります。だるい、疲れやすい、風邪を引きやすいのは、潜在的な慢性の壊血病状態、あるいはその予備群です。三石先生は「ビタミンC欠乏症とする方が適切であろう」と述べています。

実際ほとんどの人はビタミンC不足であり、慢性壊血病状態にあります。ビタミンC不足では、十分なＡＴＰをつくることができません。ビタミンC不足では、脂肪酸を上手く燃焼できません。ビタミンCが不足すると脂肪酸（ケトン体）エンジンが上手く回らず、ＡＴＰ不足になるのです。

結論としては、ビタミンCが不足するとＡＴＰ不足となり、がんをはじめとする慢性疾患の原因となってしまいます。

美肌をつくるコラーゲン合成とビタミンC

コラーゲンは肌や骨、血管を若々しく保つために欠かせない成分です。人体を構成するタンパク質のうち、約30％をコラーゲンが占めています。

タンパク質を構成するアミノ酸には20種類の名前がついていますが、プロリンとリジンがコラーゲンの材料で、水酸基と反応してヒドロキシプロリンとヒドロキシリジンになります。

コラーゲン分子はトポコラーゲンという長いタンパク分子が三つ集まって、三編みの丈夫な繊維になっています。ビタミンCは、この三重らせん構造をつくる酵素の働きを助ける重要な働きをします。ビタミンCがなければ、ヒドロキシプロリンもヒドロキシリジンもつくれないので、正常なコラーゲンはできません。

実際に、ビタミンC不足のコラーゲン組織を顕微鏡でみると、本来あるべき暗黒色の繊維の束が消えています。この状態は「鉄筋のないコンクリートのビルディング」にたとえられます。コラーゲンは、細胞と細胞のすきまを埋める細胞間質の主役ですから、ここが脆弱だと、組織がスカスカになるのです。

コラーゲンは肌のハリをもたらすのはもちろん、細菌に対して最前線で防御する役割も果たします。コラーゲンが不完全だと皮膚から細菌が侵入しやすくなり、その細菌が集まって吹き出物もできてしまいます。肌アレや吹き出物にもビタミンC、そしてタンパク質が大事なのです。

ストレス性の疾患を防ぐ

ビタミンCはストレスから体を守る、コルチゾールというホルモンを合成するのに使われています。このコルチゾールを分泌しているのは、腎臓の上にある小さな副腎です。副腎は皮質と髄質に分かれ、それぞれ異なるホルモンを分泌していますが、体にストレスが加わると速やかにホルモン分泌量を増します。

ストレスとは精神的なものだけでなく、病気や外傷、暑さ、寒さなど、生体にとって不利な刺激を指します。副腎からのホルモン分泌は、そうしたストレス全般に対して増加します。

普段、副腎には高濃度のビタミンCが含まれていますが、ストレスが加わると、ビタミンCが大量に消費され、血中濃度は大幅に低下します。ストレスが強ければ強いほど、コルチゾールの需要は高まり、ビタミンC需要も数倍に跳ね上がります。そうしてビタミンC不足になるのです。

ビタミンC不足になると、ＡＴＰの合成、脂肪酸燃焼、コラーゲン合成に手が回らなくなり、エネルギー障害、代謝障害を生じます。

ストレス過多によって慢性疾患が生じる原因のひとつは、ビタミンCの不足にあるのです。強度の慢性ストレスでがんを発症した、という話を耳にすると思いますが、これもビタミンC不足を介しているといえるでしょう。

抗ウイルス作用と抗菌作用

ビタミンCは体が持つ自然免疫の働きに関与し、ウイルスを不活性化する作用があります。体内にウイルスなどの病原体が侵入したときに体内でつくられるタンパク質が、インターフェロンです。ウイルスを排除したり、ウイルスの増殖を抑えたりする働きを持っています。

インターフェロン分子の主要部分はタンパク質で、遺伝子情報によってこの物質はつくられます。その材料となるタンパク質とビタミンCがあれば、必要なインターフェロンがつくられることになります。

ウイルス感染に対してビタミンCの効果を上げるには、早期かつ大量に投与する必要があります。ウイルスに対してビタミンCの大量投与を強調した先覚者は、フレデリック・クレナーです。彼は１９５２年に、ビタミンCの抗ウイルス作用を認めていました。その処方では、体重70kgの成人の場合、１回に４・５〜17・５gのビタミンCを２〜４時間おきに投与します。この場合の１日量は27〜２１０gになります。

ウイルス感染の早期に大量投与できるなら、内服薬でも十分に効果はあります。しかし内服よりも点滴の方が血中濃度を高めやすいため、効果が高いでしょう。特に、尿路感染症には大きな効果が期待できそうです。インフルエンザの予防接種よりC点滴30gの方が効果は確実だと思います。新型コロナウイルス対策としてもCは有効です。これについては第４章で述べたいと思います。

ビタミンCのがん予防と治療効果

1952年、ラッセルによるモルモットの実験で、ビタミンCを含む飼料を与えたモルモットの方が、発がん物質に晒されてもがんを発症しなかったことがわかりました。モルモットは人間と同じくビタミンCをつくれません。発がん物質に晒されると、貯蔵していたビタミンCが消費されてしまいます。ラットやマウスなど、ビタミンCを生合成できる動物が発がん物質に晒されると、肝臓がビタミンCの大量生産を開始することもわかっています。

人はビタミンC不足になると、ATP合成能力を低下させます。これにより、代謝異常が起こり、がん発症へとつながってしまいます。

そうして発がん物質が体内で強い生化学ストレスを起こし、ビタミンCを消費してしまうことでがん発症へと至ります。

またビタミンCが不足するとコラーゲンの合成能力が弱まりますので、がん細胞が細胞に侵入して広がることを許してしまいます。

さらに、ビタミンC不足だとインターフェロン合成能力が低下しますので、細胞のがん化を阻止する能力が低下するということになります。ビタミンCは活性酸素を除去しますので、活性酸素による遺伝子への攻撃を予防することができます。

外科手術・放射線照射などはがんの標準治療ですが、これがまたストレッサーとして働くことを考えれば、がん患者さんはビタミンCを強く要求することは明らかです。

そのため、がん治療には高用量ビタミンC点滴が有効です。がん細胞にはカタラーゼ（抗酸化物質）がないので、ビタミンCという抗酸化物質が、がん細胞を攻撃してくれるのです。

その他の様々なビタミンCの効果

白内障予防には高用量ビタミンC服用が効果的です。そもそも三石先生はご自身が白内障を患い、その治療のために栄養学を研究し、ビタミンCの大量摂取で白内障を改善させました。鉛中毒、糖尿病などの基礎疾患をお持ちであったにもかかわらず、後年の高タンパク食とメガビタミンで95歳まで現役で活躍されたのです。

ホッファーはビタミンCのメリットについて「30以上の疾患の予防、治療に有効である。

500㎎のC服用により、心疾患による死を42％減らし、すべての疾患による死を35％減らす」と記しています。

ポーリングは「2000～3000㎎のビタミンCを服用すれば心疾患を80％軽減できる。なぜなら、ほとんどの人はC不足の状態に陥っているからだ」と述べていました。冠動脈の狭窄《きょうさく》は、6000㎎のCと6000㎎のリジン（アミノ酸）で、コレステロールを下げて血管壁を修復し、改善します。またビタミンCとビタミンEの服用により、動脈硬化の進展のリスクも下げることができます。

ビタミンCはインターフェロンと抗体を増やして、風邪を予防します。ポーリングは「1000㎎のC服用で風邪を45％減少させる」といっており、クレナーは「1000㎎で風邪を45～63％減少させ、1万㎎で90％減少させる」といっています。

風邪の引きはじめには、毎時間1000㎎を6回服用すれば、症状を85％軽減できるでしょう。

妊婦の苦痛を和らげる

２０１６年、アメリカのＦＯＸニュースがオーソモレキュラーに言及しました。高用量ビタミンＣが妊婦の安全と健康状態の改善に役立つと断言したのです。ニュースのタイトルは「妊娠時の９大苦痛を和らげるサプリメント（Nine supplements to ease pregnancy complaints)」でした。

ビタミンＣは出産に要する時間を大幅に短縮し、出産時の痛みも軽減します。また妊娠線（ストレッチマーク）も生じなくなります。ビタミンＣは毒素を解毒させるため、胎児の心臓疾患も予防します。また産後出血の大幅軽減、感染症予防などの効果をもたらすとされています。

新生児にもビタミンＣ50㎎で開始します。Ｃパウダーを水に溶かし、指につけて新生児の舌に垂らします。生後６か月経ったら、６か月児にはＣ５００㎎、その後１〜10歳では、年齢×１ｇを上限として与えます。

胎児、新生児の成長のためには、大量のコラーゲンを合成する必要があります。コラーゲン合成にはタンパク質＋Ｃ＋鉄。鉄・タンパク不足のある日本人は、プロテイン＋鉄の併用も必須です。

ヘレン・ソウルが推奨しているビタミンCの摂取量は、妊娠第1期（妊娠3か月まで）で1日4g、妊娠第2期（妊娠4～6か月）で1日6g、妊娠第3期（妊娠7か月以降）で1日10～15gです。

ビタミンCは腎結石・尿路結石の原因？

かつて「ビタミンCは腎結石や尿路結石のリスクを高める」という説がありましたので、気になっている方もいると思いますが、これは間違いです。

結石はシュウ酸とカルシウムが結合したものです。ビタミンCの代謝産物の一部であるシュウ酸が尿中に増えることから、誤った説が広がってしまいました。現在は多くの臨床結果でビタミンCを摂っても腎結石は増えなかったと発表されています。

実際には、尿中のカルシウムはビタミンCと結合し、シュウ酸と結合するカルシウムの量は減少します。ということは、ビタミンCが尿管結石の元になるシュウ酸とカルシウムの結合を阻止していることになり、ビタミンCは、腎臓結石や尿路結石のリスクを減らしているともいえます。

結石の予防のためには、シュウ酸の多い、濃いお茶やコーヒー、チョコレート、ほうれん草を摂りすぎないようにしてください。マグネシウムも予防になります。

ビタミンC摂取量が多いほど死亡者数は減少

ビタミンCの摂取量を最適化することで、摂取する人の健康状態が最適化されます。もちろん生命を脅かす可能性のある病気を抱えている人も含まれます。ビタミンCはシンプルかつ安価で効果的。安全な治療法なのです。

ビタミンCはもはや「効くか効かないかという論争の的」となるような療法ではありません。最新の調査が確認したことを医師が十分に自覚すべき時期です。

脳出血予防、脳梗塞予防、狭心症予防、骨折予防、外傷からの回復、手術の傷からの回復、歯科疾患からの回復……、すべてビタミンC不足では話になりません。

入院している患者さんには、全員にビタミンC点滴をしても良いと思います。特に外科の入院患者には必須でしょう。

ビタミンB群 ──代謝を促進し、ATPを生成する

潜在的なビタミンB欠乏症とは

生物のすべての細胞に存在するミトコンドリアは、エネルギーをつくる細胞小器官です。ビタミンB群は、このミトコンドリアで働いている栄養素です。ビタミンB群は体を動かすためのエネルギーづくりはもちろん、すべての代謝にとって重要な働きをしています。

ビタミンB群の種類はビタミンB1、ビタミンB2、ナイアシン（B3）、パントテン酸（B5）、ビタミンB6、ビタミンB12、葉酸、ビオチンなどがあります。これら単体でというより、互いに助け合いながら働くことから、B50コンプレックス（複合体）のサプリメントを使用します。

ビタミンB群もビタミンCと同様に、食事から摂取できるといわれますが、実は潜在的な欠乏症を抱える人がたくさんいます。

脚気《かっけ》はビタミンB１欠乏症のひとつであることは有名ですが、体内にはビタミンB群を必要とする場面がたくさんあります。それは、がんの予防から頭の働きまで及びます。がんの予防はB１、B２、B３などが重要ですし、脳細胞の活動のためにはB１、B２、B６、B12と、ビタミンB群が総動員されます。

三石先生いわく「俗に頭の良い人というのがいますが、これは、たまたまビタミンB群（そしてビタミンC）が少量で足りるように生まれついた人のことだと、私は考えます」とのことです。

そこで、大量投与が重要な意味を持ってきます。ビタミンB群が足りないと、まずエネルギーをつくるのに苦労します。生体のエネルギーは、手足を動かすためだけに必要なのではありません。心臓を動かす、神経を働かせるといったすべての代謝に、エネルギーはなくてはならないものなのです。

もしビタミンB１が足りなくても、エネルギーをつくらないわけにはいかないので、そういう場合はビタミンB１なしでやってしまいます。すると、原料の消費量は同じでも、エネルギーの生産量は1／10に落ちてしまいます。

しかもビタミンB1があれば、最終生産物は水と二酸化炭素なのですが、B1がないと、最終生産物は乳酸となります。乳酸はコリや筋肉疲労の元になるのです。

生物のエネルギー供給源となるATP

ここで、ビタミンB群と関係性の深いATP合成についておさらいをしておきます。

生物はエネルギーなしには生きていられません。植物においても動物においても、エネルギーがないと代謝もできず、物理的な運動もできません。このエネルギーは、ある小さな物質からもたらされます。

それは「アデノシン三リン酸」という、アデノシンという成分に3つのリン酸が結合した物質です。英語の adenosine tri-phosphate を略してATP（エー・ティー・ピー）と呼ばれます。

ATPがないと人間は動くことができませんから、機械を動かす「電気」にもたとえられます。また経済を動かすお金にたとえて「エネルギー通貨」とも呼ばれます。

体を動かすにも、頭を使うにも、呼吸をするにも、心臓を動かすにもATPが必要です。また食物を消化吸収するにも、各種ホルモンを合成するにも、そしてタンパク質を合成するにも、ATPが必要です。

「ATPが十分ある＝元気に過ごせる」ということです。生体のエネルギー代謝の目的は、必要に応じてこのATPをつくり出すことです。

食事から得た糖や脂肪が持つエネルギーは、ATPという分子に変換されて、はじめて使えるということになります。

一方、ATP不足は、慢性疾患などの病気をもたらします。ATPがさらに不足すれば、電気がなくなるわけですので、動けなくなり死に至る、ということになります。

現代の質的栄養失調は、「糖質過多＋タンパク不足＋脂肪酸不足＋ビタミン不足＋ミネラル不足」が原因です。

このような食事をつづけることで、エネルギー代謝が上手くいかなくなり、エネルギー不足になります。それがすなわち、ATP不足です。

ＡＴＰ合成になくてはならないビタミンＢ群

ビタミンＢの中でも、特にＢ１はＡＴＰをつくるエネルギー代謝の中心的な役割を果たすビタミンです。グルコースが好気性解糖に入るために、代謝により生成するピルビン酸をアセチルＣｏＡに変換する際に、ビタミンＢ１が必要です（鉄も必須）。

この代謝でＡＴＰは38個つくられ、二酸化炭素と水に完全燃焼します。グルコースの嫌気性解糖は、Ｂ１不足（そして鉄不足）で生じます。この場合にはＡＴＰは2個しかつくられず、不完全燃焼して乳酸が溜まる結果となります。少し理解しにくいかもしれませんが、エネルギー代謝の仕組みは『うつ消しごはん』『すべての不調は自分で治せる』に詳述しましたので、参照してみてください。

ビタミンＢ１不足がつづけば、乳酸が蓄積してしまい、酸性化および低体温化が進み、がん発症の原因となってしまいます。

精製糖質（砂糖や白米）過剰摂取は主にビタミンＢを大量に浪費するので、ビタミン不足になります。がんの治療には、高タンパク＋低糖質食に加え、大量のビタミンB、ビタミンC、ナイアシンが必要になります。

分子栄養療法の基本メソッドである「ＡＴＰセット（鉄＋ビタミンB群＋ビタミンC＋ビタミンE）」も、ＡＴＰ合成のために摂取するビタミンの優先順位としては、ビタミンＢ（B50コンプレックス）が一番です。それほど代謝に欠かせないものなのです。

頭を良くするにも、高タンパク＋低糖質食に加え、大量のビタミンB群、ビタミンC、ナイアシンが必要です。ＡＴＰセットにナイアシン、ベンフォチアミンの組み合わせは、すべての不調を治す基本となります。

江戸時代から令和に至るまでのビタミンＢ１不足

ここからは、ビタミンＢ群の中からいくつかピックアップしてご紹介していきます。

まずは最初にビタミンと命名されたビタミンＢ１です。その歴史から簡単にひも解いていきましょう。

脚気の原因はビタミンＢ１不足であることは知られています。ビタミンＢ１は米ぬかに多く含まれているため、米を玄米で食べていた時代、あるいは玄米を食べている地域では罹らなかった病気です。

ところが江戸の元禄時代、精製された白米を好む江戸人が増えると、脚気の症状に苦しむ人が増えてきました。

脚気は食欲不振、全身のだるさ、下半身の倦怠感、足のしびれやむくみ、動悸、息切れ、感覚が麻痺するなどの症状が現れます。進行すると手足に力が入らず寝たきりになり、そのまま心不全を起こして死に至ることもあります。

はじめは白米を頻繁に食べる上流の大名の病気でしたが、元禄以降、白米が広く普及すると、参勤交代で江戸に駐在する家臣たちが発症。不思議なことに、江戸から国に帰ると不調も治ることから、脚気は江戸の風土病、「江戸患い」と呼ばれるようになりました。大阪でも同様のことが起き「大坂腫れ」と呼ばれました。元禄時代は町人までもが白米を食べるようになり、脚気の患者は増えつづけました。

明治時代は海軍対陸軍の脚気論争が有名です。その頃脚気は国民病で、学生や兵隊の3人に1人が罹り、多くの死者も出ました。

1882年、戦艦龍驤《りゅうじょう》では376人の兵員のうち169人の脚気患者が発生し、25人が死亡しました。その後、ホノルルで1か月間停泊し、それまでの食糧を全部捨て、新たに肉や野菜を積み込んで乗組員に与えたところ、脚気患者は全員元気を取り戻したのです。

海軍軍医総監だった高木兼寛は、白米中心の水兵ばかりが脚気に罹り、肉や野菜など副食の多い士官は無事なことから、水兵の白米中心の食事が脚気の原因であると考えました。そこで、遠洋航海の食事を麦飯と副食の多い食事に切り替えたところ、脚気は制圧されたのです。

一方、陸軍軍医総監であった森鴎外は、脚気は細菌が原因だと発表し、栄養の偏りで脚気になるわけがないと主張しました。陸軍は白米中心の食事をつづけた結果、日露戦争で海軍の脚気患者は０人、陸軍では４０６４人が脚気で亡くなったのです。

脚気の真の原因がビタミンＢ１不足であることが明白になったのは、それよりもっと後、明治から大正に入ってからのことです。１９１１年、ビタミンの発見・命名者であるフンクが、米ぬかに含まれる化学物質の不足が脚気の原因であることを発表しました。これがビタミンＢ１です。

実はフンクの発見の数か月前に、日本人の鈴木梅太郎博士が抗脚気成分「オリザニン＝ビタミンＢ１」の抽出に成功していたのですが、歴史上では先を越された形になっています。

昭和の文豪、谷崎潤一郎の『細雪』では、体調が芳しくないことを「Ｂ足らん」と名づけてアリナミン（ビタミンB１）のアンプル剤を注射する描写があります。１９３８年頃の上流階級の世相を描いた作品ですが、当時は家庭内でビタミン注射をしていたことがわかります。疲れにビタミンB１が効くということが、浸透してきたのでしょう。

ビタミンB１の発見により、脚気の原因はわかりました。戦後を経て「飽食の時代」を迎え、平成になると便利な食べ物も増えました。

そんな時代になっても、実は脚気は収まっていませんでした。運動をするとビタミンB１を大量消費しますが、スポーツ部の学生が脚気の症状を示すことが問題視されていたのです。江戸や明治時代にみられたような顕在性脚気ではなく、だるさやむくみなどの症状がつづく潜在性脚気（エンセファロパチア）です。

この要因は、清涼飲料水やスナック菓子、カップ麺、アルコール飲料の摂りすぎによるビタミンB不足でした。不要なものの摂りすぎで、必要なものを浪費していたのです。私が訴えている質的栄養失調は、この頃から現れていたといえるでしょう。

日本人はほとんどがビタミンＢ１不足

日本人は多くの米を食べます。食べる量に個人差があるものの、糖質の摂取量が多いことに変わりはないので、ほとんどの人がビタミンＢ１不足です。まず、精製糖質、米の摂取量を減らさないと話になりません。

ビタミンＢ１不足は、まず身体面ではなく、精神面に「精神症状」として現れます。三石先生も「日本人のイライラ、足の引っ張り合いはビタミンＢ１不足」といわれていますが、家庭内不和、職場での諍い、他人への怒り、などはビタミンＢ１不足の関与が大きいと思います。

先に述べたように、ビタミンＢ１不足＋鉄不足があると、生きるエネルギーがつくられません。そして、ビタミンＢ１不足はがんの原因であり、同じく脚気、ウェルニッケ脳症の原因です。これは強度のビタミンＢ１欠乏症による病気であり、意識障害、運動失調、眼球振盪《しんとう》、呼吸障害、視力障害、末梢神経障害などがみられます。ひどくなれば、筋無力症、作話症、言語障害、頻尿、起立性低血圧などを併発します。

つまりビタミンＢ１の欠乏は、様々な形の神経障害を引き起こすのです。そもそも脚気の病名は、「多発性神経炎」です。ビタミンＢ１にはこうした神経障害に対する「抗神経炎作用」があるのです。

慢性アルコール依存症には、ウェルニッケ脳症がしばしばみられます。私が精神科病院に勤務していた時代、アルコール依存症で入院してくる患者さんには、ウェルニッケ脳症の予防およびペラグラの予防のために、ビタミンＢ１、ナイアシン入りの点滴をしていたことを思い出します。もちろん内服薬でもＢ群を処方しますが、入院を必要とする場合は最重度のＢ１不足なので、内服薬だけでは間に合いません。最初の１週間は点滴で、Ｂ１量は１００～２００㎎が必要です。

糖質、脂質の代謝を促進し、成長を助けるビタミンＢ２

かつてビタミンＢ３とも呼ばれていたナイアシンも、分子栄養学における精神疾患の治療には欠かせない重要な栄養素です。ナイアシンは本書第5章や『すべての不調は自分で治せる』でも飲み方の注意点などを詳しく説明していますので、ここからはその他のＢ群についても個別にみていきます。

ビタミンＢ２はＢ１と共に生活習慣病を予防するのに欠かせない栄養素です。不足すると皮膚や粘膜が敏感になり、目の充血、肌あれ、髪の毛の悩み、脂漏性《しろうせい》皮膚炎、口内炎、口角炎などを引き起こします。また細胞分裂障害を起こすこともあり、不妊の原因にもなります。抗精神病薬を長期投与すると、ビタミンＢ２は不足するので注意が必要です。

ビタミンＢ２は成長に必須です。脂質のエネルギー代謝に使われるので、脂質を摂る量が多くなるほど不足します。動脈硬化症や老化の原因となる、有害物質の過酸化脂質が体内でできるのを防ぎます。

ビタミンＢ１とＢ２、そしてナイアシンに抗がん作用があることは、80年前にワールブルグが発見し、30年前の三石先生の本にもはっきり記されています。このことを医学教育で教えないのは、なぜなのでしょうか。全くもって不思議です。

タンパク質の代謝に欠かせないビタミンＢ６

ビタミンＢ６はタンパク質の代謝になくてはならない、非常に重要なビタミンのひとつです。

タンパク質を摂ると、体内でアミノ酸に分解されます。そして、人体に必要な形で再合成されます。そこで一部のアミノ酸を体内でつくるのに必要なのが、ビタミンＢ６です。

肉やプロテインなど多くのタンパク質を摂る分子栄養療法の実践者は、ビタミンＢ６の必要量も増えるということになります。高タンパク食のときにＢ６が不足した動物は攻撃的になりますので、より必要量が増すのです。

ビタミンＢ６は、Ｌ‐トリプトファンからナイアシンを合成するときの補酵素としても働きます。また皮膚、髪の毛、歯を健康にし、成長を促進する作用があり、免疫機能を維持します。不足すると、皮膚炎、口内炎、湿疹やじんま疹などの症状が現れ、アレルギー症状が出やすくなります。また、月経前後に現れるイライラや気分の落ち込みなど、ホルモンバランスの崩れもビタミンＢ６不足です。

小児の学習障害や行動障害治療、統合失調症治療にはナイアシンと共に十分量のビタミンＢ６が必要です。

統合失調症の患者の尿中にはクリプトピロール（ふじ色物質）が排泄されます。脂質やタンパク質が酸化されたもので、Ｂ６と亜鉛の不足により生じます。このような患者さんには高用量のナイアシン投与が必要です。つまり、ナイアシン＋Ｂ６＋亜鉛による治療です。

この組み合わせは自閉症治療にも用いられ、大多数の患者さんに効果を示します。

皿やグラスを落とすほどの脱力はＢ６不足

ビタミンＢ６不足の初期症状は、指先のしびれ、ちくちく感です。運転中や寝る前の手の脱力感で気づくことも多いようです。

Ｂ６不足が進行すると、指関節が硬くなり、曲げ伸ばしがしづらくなります。握力や手の知覚が低下してしまうのです。そのため、皿やグラスを落とすようになったりします。ふくらはぎのこむら返りにも関係しています。

Ｂ６不足は閉経後の年代の女性に、より重い症状が現れることが多いようです。手関節の腫脹、痛みをともなうヘバーデン結節はＢ６不足により生じます。

ビタミンＢ６を投与すると、浮腫が改善するため（利尿剤と同様の効果）、体重減少がみられます。月経前、妊娠中のむくみにも効果があります。妊娠中のＢ６必要量は増加するため、高用量を摂るべきでしょう。

サルに対しての実験でも、ビタミンＢ６不足は動脈硬化、冠動脈の狭窄、リウマチ、肩手症候群を引き起こすことがわかっています。特にリウマチ、心疾患、糖尿病がある人には高用量が必要です。

メガビタミン健康法では、ビタミンB6は100〜500mg、最高1000mgが必要です。またB50×3錠+B6（250mg）×2錠という、B6を強化する治療もあります。

赤血球の生成を助けるビタミンB12と葉酸

ビタミンB12と葉酸は、赤血球が正常に分化するのを助ける作用を担っています。これらが不足すると造血に支障が出て、異常な大きさの赤血球ができたり、赤血球の数が減少することで、治りにくい悪性貧血になります。ビタミンB12が不足して貧血が起こると、全身の倦怠感やめまい、動悸・息切れが起き、神経が過敏になったりします。悪性貧血の治療にメガドーズのB12、つまり1000mcgの注射が使われています。悪性と名づけられていますが、ビタミンB12と葉酸を摂れば改善されます。

葉酸は細胞分裂に重要な役割を果たします。寿命約4か月の赤血球が新しくつくられる際に、ビタミンB12と共に働いて造血を助けます。体の中で赤血球が新しくつくられるときに葉酸が不足すると、赤血球が正常につくられず、貧血の原因になります。

葉酸不足だと免疫力が低下し、病気になりやすくなります。葉酸は妊娠中や授乳中に不足すると、胎児や乳児の発育不全を引き起こすことがあります。

葉酸は野菜に多く含まれていますが、葉酸を効率よく働かせるためには、動物性の食品に多く含まれるビタミンＢ12と一緒に摂る必要があります。Ｂ12には数多くの種類がありますが、その中では「hydroxo-cobalamin」が最も活性が高いとされています。

ビタミンＢ12不足が原因で不調を感じている人は意外と多く、菜食主義者、胃切除後の患者によくみられます。Ｂ12不足は運動障害、精神障害を生じさせることが多いことから、精神病を患っている人は、たとえ貧血がなくても、血中のＢ12濃度、葉酸濃度を測定すべきでしょう。

免疫力を強化し、抵抗力をつけるパントテン酸

ビタミンＢ５とも呼ばれるパントテン酸は、ロジャー・ウイリアムス博士によって発見されました。すべての細胞の中に存在する成分で、神経伝達物質アセチルコリン代謝に必

要です。脂質や糖質の代謝で重要な役割を果たす以外にも、体内で起こる多くの酵素反応に関与しています。

パントテン酸はストレスへの抵抗力をつけるのに欠かせません。ストレスが起きると副腎皮質ホルモンが分泌され、ストレスに対応しようとします。パントテン酸は副腎の働きを強化して副腎皮質ホルモンの産出を促進することで、ストレスに対応する体制を整えます。アルコールやカフェインを多く摂る人は消耗されやすいので、毎日補給が必要です。

皮膚炎の予防や髪の毛を健康にするビオチン

ビタミンB7とも呼ばれるビオチンは、皮膚炎を予防し、抜け毛や白髪、脱毛などを予防します。ビオチンは他のビタミンと同様、糖質や脂質、タンパク質の代謝を助け、体内でアミノ酸からブドウ糖をつくるのに必要です。ビオチンが不足すると疲れやすくなり、無気力、湿疹や脂病性皮膚炎、食欲不振、吐き気、嘔吐などの症状が出る場合もあります。脂肪の代謝が悪化し、肥満の原因にもなります。

健康維持にはB50コンプレックスを1日2回

ビタミンB群はいろいろあってわかりにくい……。

そう思われたかもしれません。でも大丈夫、これらのB群をまとめて摂るビタミンB50コンプレックスがあります。B50コンプレックスを１日２回服用することは（朝夕に1錠ずつなど）、病気にならない体づくりのために非常に重要です。

B群は水溶性ビタミンなので体内に蓄積できません。ですから、頻回投与が必要になります（脂溶性であるベンフォチアミンのみ体内に蓄積できます）。

B50コンプレックスで尿が黄色になるのはB２の働きによるもので、異常ではありません。B群が満たされているサインと捉えてください。健康診断などの尿検査の際に気になる方は、前日の夜のみ、Bの錠剤を控えてもいいでしょう。

またB50を夜遅い時間に飲むと、不眠になることがあります。その際の対策として、夕方はできるだけ早い時間にB50を飲むようにしてください。

B１を最も多く含む食材は豚ヒレ肉で、１００gで約１mg含まれています。B１を１００mg摂取するためには、豚ヒレ肉を毎日10kg食べないといけないことになります。どう考えてもB50コンプレックスを1日2～3錠服用するのが合理的でしょう。

B群のサプリメントにはB75、B100などがありますが、これらは含有量の違いです。含有量の多いB100を1日1回飲むより、B50を2～3回飲む方が、体の中で一定のビタミンB濃度を保てます。激しい運動をしてBを大量に消費しない限り、B50で問題ありません。

ヘレン・ソウルはB50コンプレックスを1日2回服用することは、健康維持のために非常に重要だと記しています。


〈ビタミンB群の1日必要量〉

・ビタミンB1　100～300mg
・ビタミンB2　50～100mg
・ビタミンB3　2000～3000mg
・ビタミンB5　100～200mg
・ビタミンB6　100～500mg
・葉酸　400～800mcg

・ビタミンB12　1000～2000mcg
・ビオチン　30～300mcg
・コリン　500mg
※Now Foodsのレシチン1200mgを3錠摂れば、コリン500mgに相当。

〈現在の私のビタミンB群・1日量〉

SolarayのB-コンプレックス75を3錠（朝昼夕1錠ずつ）、Source Naturalsのベンフォチアミン150mgを2錠（朝）、Life ExtensionのビタミンB3ナイアシン500mgを6錠（朝昼1錠、夜4錠。夜に多く飲むことで熟睡できる）。

第３章

基礎から学ぶメガビタミン②
——脂溶性ビタミン

油に溶けやすい脂溶性ビタミンは、ビタミンA、ビタミンD、ビタミンE、ビタミンKの4種類です。

前章で解説した水に溶けやすい水溶性ビタミンは、尿などを通して体外に排出されやすいことから、大量摂取にリスクはありません。一方、脂溶性ビタミンは、体内に蓄積されやすいビタミンです。そのため、ビタミンAの摂取には上限があります。

とはいえ、ほとんどの人は脂溶性ビタミンの摂取が足りていない状態です。まずはその性質と効果をよく踏まえて、積極的に摂ることが肝心です。メガビタミンの基本のATPセットに含まれるビタミンE、発展のアドオンセットに含まれるビタミンA、ビタミンDのことを学んでいただきたいと思います。

水溶性ビタミン

ビタミンB1、ビタミンB2、ナイアシン（B3）、パントテン酸（B5）、ビタミンB6、ビタミンB12、葉酸、ビオチン（以上はビタミンB群）、ビタミンC

脂溶性ビタミン

ビタミンA、ビタミンD、ビタミンE、ビタミンK

ビタミンE ── 子宝と若返りの抗酸化ビタミン

天然型の方が合成型より圧倒的に優れている

ビタミンEは、1922年にアメリカの研究者ハーバート・エバンスがネズミの実験を通して発見したビタミンです。ビタミンEの別名「トコフェロール」とは、ギリシャ語をつなぎ合わせた造語で「妊娠・出産の力を与える」という意味があります。

エバンスは不妊を防ぐビタミンとして発見しましたが、やがて強力な抗酸化作用も明らかになりました。血管の膜を守って老化を防ぐことから「若返りビタミン」といわれます。

ビタミンEには4種類の「トコフェロール」と4種類の「トコトリエノール」がありま す。4種類にはそれぞれ「α、β、γ、δ」と名前がつけられています。

ビタミンEには天然型のD型と合成型のDL型があります。天然ビタミンEであるd‐αトコフェロールを最も多く含むのは、小麦胚芽です。日本人はあまり口にしませんし、他に十分量を摂れる食品は少ないことから、多くの人がビタミンE不足に陥っています。

合成型のビタミンE（DL型）は代謝酵素の作用を阻害する面もあることから、効果が弱まります。ビタミンEの処方薬である「ユベラ」は合成のDL型なので、代謝に関しての効果は乏しいと思います。サプリメントのビタミンEは必ず表記を確認して、合成型ではなく、天然型を選択してください（ビタミンCやビタミンB群は合成で問題ありません）。

ATPセットにビタミンEを入れているのは、代謝補酵素としての役割を期待しています。そのためには、やはり天然型ビタミンEであるd‐αトコフェロールが必要になります。高用量のビタミンEで心疾患を治療したエバン・シュート博士もd‐αトコフェロールを使用していました。

ミックストコフェロールも高評価

ただし、天然ビタミンEであるD型の4種類については、未知の部分もあるようです。私もはじめはd‐αトコフェロールを強力に推薦してきました。しかし、最近になって同じ天然型のd‐γトコフェロールの効果の報告も多くみられるようになってきました。たとえば、前立腺癌幹細胞を死滅させることが国際オーソモレキュラーニュースに掲載されています。また、d‐δトコフェロールの抗酸化作用が強いという情報もあります。

そのため私はd‐αトコフェロールと、4種類の天然トコフェロールが入ったミックストコフェロールを併用しています。

ちなみに、現在クリニックで販売しているのは、d‐αが400IU含まれているミックストコフェロールです。

〈ビタミンEの推奨・1日量〉

・ビタミンE400〜800IU

※脂溶性ビタミンの必要量は個人差がありますので、ひとつの目安として。

〈現在の私のビタミンE・1日量〉

・ビタミンE400（d‐αトコフェロール）400IU×3錠
・ビタミンE1000（ミックストコフェロール1錠にd‐αが1000IU入っている）×1錠
・トコミン（ミックストコトリエノール）×1錠
※脂溶性ビタミンは1日1回にまとめて摂る。朝昼夕いつでも可能。

ビタミンEの抗酸化作用がCとBの効果を上げる

では、ビタミンEの抗酸化作用とATP生成について大まかに述べていきます。

細胞やミトコンドリアなどの細胞小器官は、細胞膜、ミトコンドリア膜などの生体膜に包まれています。この生体膜には、コレステロールの他にリン脂質などの不飽和脂肪酸が多く含まれ、大切な働きをしていますが、酸素によって自動的にラジカル化＝酸化しやすいのが弱点です。このことを「不飽和脂肪酸の自動酸化」といいます。

生体膜で不飽和脂肪酸の自動酸化が進むと「過酸化脂質」という物質が増えてしまいます。すると、生体膜は柔軟性を失い、機能が衰えてしまいます。過酸化脂質は加齢によっても増加する物質です。

ここで活躍するのが、ビタミンEの抗酸化作用です。ビタミンEは生体膜の不飽和脂肪酸を酸化から守る作用を持っています。体内の酸化が進むことは生体膜や細胞の劣化を進めるだけでなく、酸素不足という弊害をもたらします。

ビタミンEが不足すると、呼吸で得た酸素の43％が「不飽和脂肪酸の自動酸化」のために浪費されてしまうのです。その結果、血液中の不飽和脂肪酸が酸化し、血液の粘度が増して血流障害を引き起こします。また生体膜の不飽和脂肪酸の自動酸化は、酸素、ビタミン、ミネラルの吸収障害を引き起こします。

酸素は本来、ミトコンドリア内膜にある電子伝達系で用いられるものです。つまり酸素不足になると、ＡＴＰをたくさんつくれる電子伝達系での「好気性解糖」ができなくなるのです。

ビタミンEがあれば、酸素、ビタミン、ミネラルのミトコンドリア内への取り込みが改善します。つまりビタミンEは、ビタミンB群とビタミンCの効果を強める働きがあるということです。ビタミンEを摂ることで、ＢとＣの効果が2倍になるイメージです。

「不飽和脂肪酸の自動酸化」を防ぐことは最重要

生体膜が酸化する弊害について、もう少し詳しくご説明していきます。「不飽和脂肪酸の自動酸化」という現象は、体にとって迷惑以外の何物でもありません。

これは生体外でも起こる現象です。みなさんよくご存じの「酸化した油は体に悪い」ことと同じです。植物油や魚油は、時間の経過と共に酸化して過酸化脂質が生じます。それは「不飽和脂肪酸の自動酸化」という現象です。

酸化は紫外線に当たることによって促進されるので、本当に良い油は紫外線を遮る遮光瓶に入っています。食品でいえば、魚の干物や冷凍マグロも「不飽和脂肪酸の自動酸化」を起こし、過酸化脂質が増えているので、できれば避けるべきでしょう。

酸化した油を摂るのが体に悪いことと同様に、この現象が体内で起きることもまた、体に悪いのです。

細胞膜やミトコンドリア膜などの生体膜は、細胞や細胞小器官を包み込み、細胞内へ栄養や酸素を運搬し、アンモニアなどの毒素を排出します。この仕事がスムーズに行われることによって、私たちは健康体を維持できます。

しかし、生体膜に含まれる不飽和脂肪酸（リン脂質など）は、酸化しやすい性質を持っています。

活性酸素は生体膜の不飽和脂肪酸を攻撃します。不飽和脂肪酸は2つの分子が結合していますが、三石先生はこれを「ムカデの頭部と胴尾部」の2つに分けて説明しています。頭部は1個の水素であって、胴尾部は脂肪酸の本体です。これが活性酸素（ラジカル）の攻撃を受けると、それぞれが脂肪酸ラジカルとなります。その2つの脂肪酸ラジカルは、隣にある不飽和脂肪酸を攻撃して脂肪酸ラジカルに変えてしまうという、連鎖反応を起こすのです。

この攻撃に歯止めが利かないと、不飽和脂肪酸は瞬く間に焼き尽くされてしまいます。連鎖反応が終結した後に残るのは、焼き尽くされた残骸ともいえる過酸化脂質です。

酸素を浪費するとATPがつくられない

このような事態になると、次のような不都合が起こります。

まず、過酸化脂質が増えて細胞膜などの生体膜が堅くなり、正常に機能しなくなります。

すると、グルコース、アミノ酸、脂肪酸、ビタミン、ミネラルなどの栄養素が細胞の中に搬入できなくなり、細胞内が栄養失調状態となります。一方、アンモニアなどの老廃物を運び出せなくなります。

次に、先にも述べたように酸化によって酸素が浪費されます。人が呼吸により取り入れた酸素の43％が、不飽和脂肪酸の自動酸化に浪費されるといわれます。酸素はミトコンドリア内（正確にいうと、ミトコンドリア内膜）の電子伝達系に用いられるのが本来の目的です。しかし、細胞膜、ミトコンドリア膜で酸素の浪費が起こり、ミトコンドリア内が酸素欠乏状態となってしまいます。

つまり、細胞内のエネルギー代謝が嫌気性解糖主導となります。それはすなわち、病気になりやすくなる、がんを発症しやすくなる、という結果になります。

胸いっぱいに酸素を吸っても不飽和脂肪酸の自動酸化を抑えないことには、細胞内が栄養失調になってしまいます。細胞内への栄養や酸素搬入が減り、毒物の搬出も滞る。これが様々な病気の原因となってしまうのです。心疾患やがんなどに罹ると、健康寿命のみならず寿命も短くなってしまいます。

ビタミンE不足が細胞内の栄養不足と酸欠を引き起こし、病気の原因となっていることは、現代医学の盲点となっている部分だと思います。

この「不飽和脂肪酸の自動酸化」を抑制し、過酸化脂質をつくらないようにするのが、ビタミンEの強い抗酸化作用です。ビタミンEが「若返りのビタミン」といわれるのは、この働きがあるからです。

医学界からは無視されたビタミンEの効果

FDA（アメリカ食品医薬品局）は、1968年までビタミンEの必要量を示しませんでした。1969年になって示した必要量（RDA）は、わずか15IUです。食事からビタミンEを摂取できるのは12IU程度。この数値は理想量、治療量には達していません。

オーソモレキュラーの医師は心疾患に対しては3000IUまで使用するとのことです。シュートは、早い時期からビタミンEの治療効果を明らかにしていました。そうしてビタミンEはやがて「すべての病気を癒すビタミン」と呼ばれるようになります。

〈シュートが提示したビタミンEの効果〉

１９３６年　狭心症を改善させる。
１９４０年　子宮内膜症、線維腫、動脈硬化病変を改善させる。
１９４５年　皮膚や粘膜の出血を改善させる。糖尿病患者においてインスリンの必要量を減らす。
１９４６年　外傷や火傷の治癒を促す。間欠性跛行《かんけつせいはこう》、急性腎炎、血栓症、肝硬変、静脈炎、不整脈を改善させる。
１９４７年　壊疽《えそ》、バージャー病（血管炎）、網膜炎、脈絡網膜炎を改善させる。
１９４８年　全身性エリテマトーデス（ＳＬＥ）、息切れを改善させる。
１９５０年　静脈炎、重症の火傷に効果がある。

これだけの成果を発表したにもかかわらず、医学界からは無視されたそうです。「特許が取れない栄養で治ってしまったら、薬が売れなくなるから」が理由です。

アメリカ医学界はシュートの発見を認めず、拒否しつづけました。１９６０年代から、アメリカの郵便局はビタミンＥを郵送することを拒絶しつづけたのです。

1980年代にポーリングは、「過去40年間、ビタミンEが心疾患に最も有効な治療薬であることを認めなかった医学界は、多数の患者を死に追いやった。シュートのビタミンEの研究を無視しつづけた。医学界は組織的に、健康維持のための栄養に対し、激しい非難を浴びせつづけた」と述べています。

「発見されたすべての病気を治す」という評価

ビタミンEの効果についてのエビデンスは豊富です。欧米のオーソモレキュラー界隈では「発見されたすべての病気を治す」とまで、いわれているほどです。ひとつの栄養素の欠乏が多くの異なる病気を引き起こす可能性があります。それはつまり、ひとつの栄養素が非常に多くの異なる病気を治すことができる、ということでもあります。

シュートは血栓症を改善させるには1000〜2000IUが必要と述べています。経口避妊薬を服用している人は、血栓症を予防するため、アスピリンよりビタミンEを飲むべきでしょう。製薬会社と医学の権威者は、「高用量ビタミンEは抗血小板薬の作用を強めるので危険」と主張しますが、実際は抗血小板薬に比べても、ビタミンEの作用は圧倒的に安全です。血栓症の治療の際は、抗血小板薬は必要ですが、予防のためにはビタミンＥの摂取は欠かせません。

ビタミンＥは動脈硬化を改善し、血液粘度を下げるため、血圧を正常な状態にまで下げてくれます。１００～８００ＩＵの投与で心疾患の危険性を30～40％軽減できるとされ、アルツハイマー病は２０００ＩＵを2年間服用すれば、認知症症状の進行を防ぐことができるという結果も出ています。

がんの場合は１１２５ＩＵ（７５０㎎）を2週間投与すれば、免疫細胞であるＴ細胞の能力を示す値を増やすことができるという研究もあります。Ｔ細胞が刺激を受けてつくられるインターロイキン２（抗腫瘍効果を発揮）の合成能力を、22％増加させるという結果も出ています。

糖尿病の場合は８００ＩＵ、もしくはそれ以上の量で、インスリン必要量を減らすことができ、１８００ＩＵで網膜の血流を改善できるとされています。

その他に、てんかん、吸収不良症候群、クローン病、嚢胞性線維症《のうほうせいせんいしょう》、やけど（部位に塗布する）外科手術からの回復、免疫機能向上、抗加齢、がん、冠動脈疾患など、ビタミンＥはすべての疾患の死亡率を下げるという結果が出ています。

ビタミンEの用量はどの程度必要か

ニューイングランド・ジャーナル・オブ・メディシンに掲載された、画期的な研究についてご紹介します。合計12万5000人の医療従事者が、数年間にわたり延べ83万9000人のビタミンE摂取状況を検討した結果、少なくとも100IUのビタミンEを毎日補給する人々は、心臓病のリスクが59〜66%減少すると判明しました。

この研究は、ビタミンE補給の単独の効果とするために、生活様式の差（喫煙、身体活動、食物繊維摂取、アスピリン使用）について調整して行われました。

また、適度なビタミンEを含む食物の平均食事と、ビタミンEを多く含む高い食事との比較は、わずかな心臓保護効果しか示さなかったそうです。このことは、食品からEを摂るというのは限界があることを示しています。論文の著者は高用量ビタミンEをサプリメントとして補給することの重要性を強調しています。

イギリスのケンブリッジ大学研究者は、冠動脈硬化症と診断された患者は、400IU〜800IU／日の天然ビタミンE（d‐αトコフェロール）を補うことにより、心臓発作のリスクを77%下げると報告しています。

ビタミンＥは肺がんを予防するというニュース

テキサス・アンダーソンがんセンターの研究者らが「より多くのビタミンＥを摂取すると肺癌が大幅に減少することを発見した」というニュースにも注目です。最もビタミンＥを摂取している人と最も摂取していない人を比較したところ、肺がんのリスクは61％減少したという朗報でした。

アメリカでは毎年、１３０万人を超える人々が肺がんと診断されているそうです。治療効果は芳しくなく、肺がんで年間約１２０万人が亡くなります。しかし、主流のメディアがこのニュースを素通りしたことに、アンドリュー・ソウルは憤っていました。

ニュースメディアはおそらくそれを見逃してはいなかったものの、彼らはそれを報告しなかった、と。Googleを検索すれば、「ビタミンＥは、がんのリスクを高めるかもしれない」と主張する大手ニュースメディアの記事はすぐにみつけることができます。

一方でビタミンＥがどのようにがんを予防するかについては、みつけにくいでしょう。「ビタミンＥが肺がんを減少させる」という貴重な調査を報道せず、優先的にビタミンＥが有害であると報道しつづける。メディアは製薬会社の利益になることを第一に考えるからでしょう。

他にも、10年以上にわたって100万人を超える分析を行ったハーバード大学の研究によると、ビタミンEサプリメントは、筋萎縮性側索硬化症（ALS）を予防するといわれていますし、慢性肝疾患（非アルコール性脂肪性肝炎）の治療において、処方薬より効果的だと発表されています。

安価で容易に入手できるビタミンEが多くの人を助けた報告が、本当は正しく伝えられるべきなのです。

ビタミンD——骨をつくる。免疫力を上げ、感染症を予防

ビタミンDの種類——効果があるのはD3

脂溶性のビタミンであるDには、ビタミンD2（エルゴカルシフェロール）とビタミンD3（コレカルシフェロール）があります（ビタミンD1は発見後に不純物であったため欠番）。

ビタミンD2は植物に、ビタミンD3は動物に多く含まれます。D2とD3の働きは同じといわれていますが、最近ではビタミンD3の方がD2よりも2倍働きが強いとする意見もあります。

ビタミンDは「くる病」を予防する物質として発見されました。19世紀、これまで農作

業をしていた人たちが、イギリスの産業革命によって工業都市で働くようになった時期、ヨーロッパ全体で流行したのがくる病です。

くる病は、骨が軟らかくなって変形し、O脚やX脚などがみられ、子どもの場合は成長障害が起きる病気です。腕や足にけいれんが起こり、呼吸困難や吐き気がみられることもあります。

1892年、イギリスの研究者パームは、くる病が起こる地域分布と日照量に関係があることに気づきました。そして1918年にはイギリスの医師メランビーが、オートミールだけをエサとして屋内で飼育したイヌがくる病を引き起こし、タラ肝油を与えると、くる病が治ることを発見しました。

その後、アメリカの研究者マッカラムがさらに詳しく研究し、1922年にはタラ肝油中のくる病を治す効果がある物質を、アルファベット順に命名するやり方に従ってビタミンDと名づけました。

そもそもビタミンは体内では合成されない有機化合物であり、食物などから摂取する必要があります。しかしビタミンDは体内で合成できます。ですから、ビタミンというよりホルモンに近いといえます。ただし、ホルモンは生体内で生成されるものに限定されます。

ビタミンDは体内でつくられるだけでなく、外から摂取する量にも頼っていることから、ビタミンに分類されるのです。

日焼け止めがビタミンDの生産を制限する

多くの人にとっては、ビタミンDの主な供給源は太陽紫外線（紫外線B波）です。

皮膚の色素沈着は、皮膚の色が黒い人は日光が強い場所、白い人は日光が弱いところに適応しています。黒い皮膚は紫外線の有害な影響を防ぎますが、紫外線B波が皮膚に十分浸透して、7-デヒドロコレステロールという前駆体からビタミンDを生成するのを阻止します。白い皮膚はビタミンDをより早く生成することができますが、紫外線の害によるメラノーマ（悪性黒色腫）や他の皮膚がんのリスクが高まってしまいます。

日焼け止めは紫外線B波をブロックし、ビタミンDの生産を制限してしまいます。日焼け止めは日焼けの危険を減らすのには有用ですが、ビタミンDの生成を制限してしまいますので、サプリメントでの摂取が必須となります。

次の表は伊藤内科医院（広島市）の院長、伊藤欣朗先生の調査によるビタミンDの血清

参考　ビタミンDの血清濃度

2015年より職員健診（研究用）などで、2016年10月からは在宅や施設入所の高齢者を中心に調査（2017年6月17日調べ）。

平均値　14.7 ng/ mℓ

（検査人数138名、平均年齢65.2歳、男性28名、女性110名）

・世界的に正常の基準とされる30ng/ mℓ以上の人は0名
・20ng/ mℓ以上、14.5%（20名）
・10～20ng/ mℓ、71%（98名）
・10ng/ mℓ以下の極端な欠乏の方は14.5%（20名）

女性

90代	平均	14.7	ng/ mℓ
80代	平均	13.5	ng/ mℓ
70代	平均	14.2	ng/ mℓ
60代	平均	14.9	ng/ mℓ
50代	平均	13.6	ng/ mℓ
40代	平均	14.3	ng/ mℓ
30代	平均	16.4	ng/ mℓ
20代	平均	16.0	ng/ mℓ

男性

90代	平均	9.3	ng/ mℓ
80代	平均	13.9	ng/ mℓ
70代	平均	15.1	ng/ mℓ
60代	平均	19.4	ng/ mℓ
50代	平均	16.0	ng/ mℓ
40代	平均	16.1	ng/ mℓ
30代	平均	17.6	ng/ mℓ
10代	平均	24.5	ng/ mℓ

（出典　伊藤内科医院ブログ：2018年11月7日　伊藤欣朗先生）

濃度です。基準値を満たしている人はゼロ、平均値はその基準値の半分以下であることがわかります。

ビタミンDは骨粗しょう症と骨折を防ぐ

ビタミンDの主な働きはカルシウム代謝の調節です。小腸からのカルシウム吸収を高め、腎臓から尿への排出を抑えます。骨から血中へのカルシウム放出を高めることによって、血中のカルシウム濃度を高める作用があるのです。これは骨の生成や強化につながります。

骨粗しょう症に罹った人は、血中ビタミンD濃度が低いことがわかっています。

骨粗しょう症で最も怖いのは、寝たきりの原因にもなってしまう大腿骨頸部骨折です。カルシウム＋８００ＩＵのビタミンＤ投与により、大腿骨頸部骨折は43％減らすことができるとされています。

アメリカのビタミンＤ基準値（ＤＲＩ）は６００ＩＵですが、これでは少なすぎです。ホッファーの母親は何度も骨折したそうですが、ビタミンＤを１日２０００ＩＵ摂るようになった後は骨折しなくなったということです。

100種類に近い数の疾患を改善

ビタミンDの骨への働きは、よく知られています。しかし、それだけではありません。近年の研究を総合すると、ビタミンDは100種類に近い数の疾患を改善させることが明らかになっています。

多くの種類のがん（特に前立腺がん、大腸がん、乳がん、皮膚がん、卵巣がん）、心臓疾患、糖尿病、細菌感染症、ウイルス感染症、多発性硬化症を含む自己免疫疾患、神経難病、認知症。これらを予防し、改善する効果があり、身体能力を向上させます。また、細胞の増殖や分化、生体防御機構、炎症、免疫など多岐にわたる生体機能の調節に関与しています。免疫力の向上、妊娠しやすい体づくりなどに有効であることが明らかになっているのです。2万IUの摂取で花粉症が劇的に治ったとの報告もあります。

ビタミンDとビタミンKのバランスが大事

ビタミンDはほとんどの人が不足していますから、メガ量を摂ったとしてもビタミンD

過剰摂取の心配はありません。

ただし、気をつけたいのは、ビタミンKとのバランスです。

ビタミンKには、出血時に血液を凝固させる働きがあります。新生児に与える「K2シロップ」が有名ですが、これは生後3週間〜2か月の間に突然の頭蓋内出血を起こす「新生児K欠乏性出血症」を防ぐためです。

ビタミンDを大量摂取する場合は、ビタミンKが消費されて欠乏する恐れがあります。ビタミンDの1万IUに対して、ビタミンK2を100〜200mcg摂る必要があります。ビタミンD3とビタミンK2を組み合わせたサプリメントもあります。納豆が好きな人はビタミンKが豊富な納豆を1日1パック食べるのもいいでしょう。

この2種の組み合わせは、骨を守る効果をアップさせます。2000年、骨粗しょう症を患う女性を対象に、ビタミンK2とビタミンD3摂取による骨密度の変化に関する研究が行われました。その結果、ビタミンK2とビタミンD3を2年以上同時摂取すると、骨密度が増加することが認められたということです。

〈ビタミンDの推奨・1日量〉

・推奨量は、5000～1万IU（5000IUを1～2錠）
・花粉症対策には、Dを2万～3万IU（5000IUを4～6錠）で開始
・症状が落ちついたら5000～1万IU（5000IUを1～2錠）に減量する
・血清25（OH）D濃度は、40ng／mℓ以上が目標

※脂溶性ビタミンの必要量は個人差がありますので、ひとつの目安として。

〈現在の私のビタミンD・1日量〉

・ビタミンD1万IUを隔日1錠（どこの社でも構わない）、Now FoodsのMK-7ビタミンK-2、100mcgを隔日1錠

※脂溶性ビタミンは1日1回にまとめて摂る。朝昼夕いつでも可能。

現代生活はビタミンDが不足しがち

現代では人は移動や旅行をすることにより、自分の皮膚色素沈着が適していない紫外線

状態である地域に行くようになりました。あるビタミンD研究の論文では、「場所や生活習慣の変化によって生じる紫外線B波低値やビタミンD欠乏が、21世紀における最大級の重症疾患の一部をもたらしている」という所見で締めくくられています。

日本人もビタミンD不足は深刻です。ビタミンDは日光に当たることで生成されます。日光浴でビタミンDを合成するためには、4月から9月までの期間の10時〜14時の間、最低15分間は日光に当たる必要があります。

しかし、オフィスワークの浸透などにより、日に当たる機会は減っています。近年は日焼け止め対策が浸透したことも不足に拍車をかけています。

さらに、2020年から世界を脅かしている新型コロナウイルスの影響で、世界各地でロックダウンが行われました。人々が外出せず、建物の中にこもってしまう時間が長ければ長いほど、ビタミンDの体内合成ができなくなります。

ビタミンDは免疫力を上げて感染症を防ぐ

ビタミンD受容体は生体防御や免疫にかかわる細胞（単球、マクロファージ、抗原提示細胞、活性化T細胞など）で発現しています。これはビタミンDが生体防御や免疫にとって重要な働きを持つことを意味します。

ビタミンDによる感染リスク低減効果は、今とても関心が高まっています。

ビタミンDは、免疫系の暴走であるサイトカインストームを避ける働きを持ちます。免疫には、生まれながらに備わっている自然免疫と、病原体や毒素などの異物と接することにより得られる獲得免疫（適応免疫）がありますが、ビタミンDは両方の免疫系にプラスの作用をもたらします。

感染を防ぐ効果はいくつもみつかっており、インフルエンザ、HIV、C型肝炎などのウイルス感染の予防効果も一部報告されています。

新型コロナウイルス対策としては、同じく抗ウイルス作用を持つビタミンCとセットで、なくてはならないビタミンなのです。

多発性硬化症はビタミンD不足で発症する

多発性硬化症（MS）の原因のひとつはビタミンD不足です。Dの不足で骨量が減少することによって起こるのです。多発性硬化症は緯度が高まるにつれて、発症率が高まります。これは日光による恩恵が左右しているからです。

小児期にビタミンD濃度が低いと、将来、多発性硬化症の原因になるといわれます。ビタミンD＋カルシウム＋マグネシウムの投与で、多発性硬化症の発症率は下がります。１万２０００ＩＵのビタミンDを投与して、２週間で改善させた実績があります。

ビタミンDによるがんのリスク低減効果

乳がん、結腸がん、肺がん、リンパ腫のいずれかの患者６５８人の患者を対象とした、ノルウェーでの研究があります。がん診断後90日以内に血清25（ＯＨ）D値を測定し、最長９年間まで追跡したものです。18ng／mℓ以下の方と比較して、血清25（ＯＨ）D値が32ng／mℓであったグループでは、がんによる死亡リスクが66％低くなっていました。がんを患っている方にとっては、ビタミンDは命綱ともいえるのです。

また、約６万人の被験者を対象とした分析によると、ビタミンDの血中濃度値が最も高い部類では、最も低い部類と比較して、約10年間の死亡リスクが29％低いことがわかりました。

海外では、北半球に住んでいる人は、冬期は1000~4000IU/日のビタミンDをサプリメントで摂るべきとされています。しかし屋内で過ごす時間が増えていることを考えると、今やどこに住んでいても、一年中ビタミンDを摂るべきです。

ビタミンDの補給は、多大な健康効果を生み出す、安価できわめて効果的な方法なのです。

ビタミンＡ
——目や口の粘膜・上皮を守り がんを予防

科学名のレチノールは「網膜」が由来

ビタミンＡは科学名「レチノール」のことで「レチナ（網膜）」にちなんでつけられました。その名の通り、視力の維持に欠かせない脂溶性ビタミンで、不足すると夜盲症（とり目）になることが知られています。

細胞分化に深くかかわっており、粘膜・上皮の健康維持、抗酸化作用、がんの予防にも必要です。

ビタミンＡは体内で活性型のレチノール・レチナール・レチノイン酸、貯蔵型のレチニルエステルなどの形をとります。

レチノールは、視細胞での光刺激反応に関与するロドプシンという物資の合成に使われ、薄暗いところで視力を保つ働きを支えます。また、レチノールが上皮細胞で発がん物質の作用を軽減するといわれています。またレチノイン酸も、がんと闘う成分です。

β-カロテンはビタミンAの前駆体

緑黄色野菜に含まれるカロテンは、動物体内でビタミンAの前駆体であるプロビタミンAとして働くことが知られています。

カロテンは、β-カロテンの他にα-カロテン、γ-カロテン、クリプトキサンチンなどがありますが、体内で最も効率よくビタミンAに変換されるのはβ-カロテンです。体内でビタミンAが足りなくなると、β-カロテンがビタミンAに変換されます。とはいえ、β-カロテンのすべてがビタミンAに変換されるわけではなく、吸収効率やビタミンAへの変換率を考慮すると、β-カロテンはレチノールの6分の1以下の効力だといわれています。

植物性食品中心の食生活だった過去の日本では、ビタミンA欠乏症がしばしばみられました。今ではビタミンA不足による夜盲症などは見当たりませんが、健康レベルを上げるためには、もっと意識して摂る必要があります。

キャリアタンパク質と結合して各組織へ

ビタミンAは胃で分解された後、油と一緒に小腸上皮細胞で吸収され、キャリア（輸送）タンパク質と結合し、血液によって肝臓や他の場所まで厳重に運ばれます。せっかく摂ったビタミンAを体中に運び届けるためには、十分なタンパク質が必要になります。

ビタミンAはビタミンの中では最も体に多く蓄えられています。一番の貯蔵庫は肝臓で、体にあるビタミンAの50〜80％、おおよそ200日分を蓄えているといわれます。

高タンパクでビタミンA過剰症を予防

ビタミンAは摂りすぎると、過剰症が起こるとされています。過剰症の症状には、脱毛、発赤、皮膚がはがれる、筋肉痛、頭痛、粘膜症状としての口唇の炎症、胃痛、結膜炎などがあります。

過剰症を起こすのは、体内に単独で存在するビタミンAです。基本的にビタミンAは、キャリアタンパク質と結合しています。タンパク質と結合していない単独のビタミンAには界面活性作用があるため、細胞膜を融解します。これが過剰症をもたらします。

つまり、ビタミンAはタンパク質と結合している限り、過剰症は起きないのです。ビタミンAをメガ量摂る場合は、タンパク質摂取が大前提です。高タンパク食をしていれば、ビタミンA過剰症に陥ることは稀です。ほとんどの人がビタミンA不足ですし、不足によるダメージの方が大きいので、積極的に摂ることを考えてください。

アメリカの基準値であるＲＤＡは、５０００ＩＵです。クレナーは、20万ＩＵで患者の治療を行っていました。クレナー自身は、15年間7万５０００ＩＵを摂取していても何の副作用もなかったとのことです。

強いていえば、10万ＩＵを長期間、漫然と摂取すると、過剰による中毒症状が起きる危険性があるので、注意が必要です。

ビタミンA血中濃度の個体差は10倍

脂溶性ビタミン全般にいえることですが、特にビタミンAは必要量の個体差が大きいのです。また吸収能力の個体差も大きいことがわかっています。

25人に13万４０００ugの４種類のビタミンAを投与して、血中濃度を測定した記録があります。それによると、血中濃度の個体差は10倍も開いていることがわかりました。

私の場合は10万ＩＵを１か月継続したところ、手足がかゆくなるという、過剰症を示しました。そのため、現在は２・５万ＩＵにしています。私の妹は２・５万ＩＵで不調となったため、隔日服用にしていました。私の家系は非がん家系であることから、ビタミンA血中濃度が高い＝高用量のビタミンAは必要ない、と判断しました。

親族にがんに罹った人がいるという、がん家系の場合は、普段から高タンパク食を行い、10万ＩＵを目指して増量することが望ましいでしょう。

アメリカの基準量（ＲＤＡ、ＤＲＩ）は、３０００〜５０００ＩＵですが、これでは全く足りていません。

〈ビタミンAの推奨・1日量〉

・1万IUで開始し、5万IUまで増量
・摂取の上限は7万5000〜10万IU
・妊娠中は1万IUが上限
・がんと闘うには50万IUが必要との意見もあり
・必要量の個体差は10倍以上ある
※脂溶性ビタミンの必要量は個人差がありますので、ひとつの目安として。

〈現在の私のビタミンA・1日量〉

・ビタミンA2万5000IUを1錠（どこの社でも構わない）
※脂溶性ビタミンは1日1回にまとめて摂る。朝昼夕いつでも可能。

粘膜・上皮を健康に保つ

口や鼻、のど、肺、胃腸などで外界に接している粘膜を「上皮細胞」といいます。ビタミンAのレチノイン酸は、この上皮細胞の形成や働きに大きく関与しています。粘膜の免疫機能を正常に働かせ、口の渇き、口内炎、のどの腫れを防いでくれます。ビタミンAは肌の新陳代謝を促進する働きがあり、シミやシワを防ぐアンチエイジング効果、肌や髪を美しく保つ美容効果もあります。

粘膜が健康に保たれると、ウイルスや細菌の侵入から体が守られます。反対にビタミンAが不足してしまうと、粘膜が乾燥して傷つきやすくなり、外部からの感染にも弱くなり炎症を起こしてしまいます。

風邪にはビタミンCが有名ですが、ポーリングは風邪の治療には、「急性期にはビタミンA、慢性期にはビタミンC」といっています。風邪の予感がしたら、ビタミンAを2〜3日間10万IUを2回に分けて服用すると良いでしょう。ただし過剰症を避けるため、1週間以上つづけてはいけません。

すべての細胞分化や発達に欠かせない

ビタミンAはすべての細胞の成長と細胞分化に関与しているビタミンです。

体内の細胞が何かしらの役割を持つことを細胞分化といいます。その細胞が筋肉で使われたとすると「細胞が筋肉の細胞に分化した」という表現になります。ビタミンAはこの細胞分化にもかかわっているため、心臓、肺、腎臓などの器官の正常な形成や維持においても重要な役割を果たします。

成長ホルモンをつくるのにもビタミンAが必要ですので、妊婦や乳児は特に必要です。ステロイド・ホルモンは成長ホルモンと拮抗することから、ステロイド投与時にビタミンAを投与すると、ステロイドの副作用を抑えることができます。

ビタミンAは免疫を強くしてがんを防ぐ

ビタミンAには、細胞の分裂を正常に保つ働きがあることがわかってきました。がんは細胞分裂が異常な速さで進む病気です。そのことから、ビタミンAの抗がん作用が注目されているのです。

ビタミンAが不足すると、上皮細胞、粘膜細胞が角化（厚く、堅くなる）し、乾燥してしまいます。ほとんどのがんは上皮細胞に生じるので、ビタミンAが不足すると、がん化しやすくなるのです。

がん細胞の分裂を止まらなくしているのも、ビタミンA不足が原因です。細胞表面の多糖体が他の細胞と接触すると、がん細胞分裂を抑制する効果があります。その多糖体をつくるのにビタミンAが必要になります。がん細胞はこの多糖体がすり切れているため、細胞分裂が止まらなくなるのです。ビタミンA１００万ＩＵでがん細胞の膜を溶かす方法もあります。このように、ビタミンAは成長、発達、健康維持に大きな影響を与えるのです。ビタミンAは酸化されやすい特質がありますが、ビタミンEがあれば酸化を防ぐことができますので、同時に摂ると良いでしょう。

ＡＴＰセット、アドオンセットの実践の参考に

前章では水溶性ビタミン、そして本章では脂溶性ビタミンの働きについてみてきました。「ＡＴＰセット」および「アドオンセット」の実践として、サプリメントを摂るときの参考にしてください。ここでもう一度、第１章で紹介したＡＴＰセットとアドオンセットをおさらいしてみましょう。

〈ATPセット　1日の摂取目安〉

・鉄：Nowアイアン36mg（キレート鉄）、必要量約100mg
・ビタミンB：B50コンプレックス、必要量100～300mg
・ビタミンC：C1000、必要量3000～9000mg
・ビタミンE：E400（d‐αトコフェロール含有）、必要量400～800IU

〈ATPセット　飲み方の参考例・1日量〉

・鉄：Nowアイアン36mg（キレート鉄）、3錠（夕に3錠）
・ビタミンB：B50コンプレックス、2錠（朝夕に1錠ずつ）
・ビタミンC：C1000、3錠（朝昼夕に1錠ずつ）
・ビタミンE：E400（d‐αトコフェロール含有）、1錠（朝に1錠）

※鉄とEは同時に摂取してはいけません。Eは朝、鉄は夕というように8時間ほど時間をずらして服用してください。
※B50は夜遅い時間に飲むと不眠になることがあります。夕方はできるだけ早い時間に飲むようにしてください。

〈アドオンセット　1日の摂取目安〉

・ビタミンA：2万5000IU（※妊婦は1万IUまで）
・ビタミンD：1万IU
・セレン：200mcg

※アドオンセットは脂溶性ビタミン、ミネラルなので、1日1回にまとめて摂取。飲み合わせに問題ないため、朝昼夕いつでも可能。

このようにメガビタミンの基本セットであるATPセットには、水溶性ビタミンのCとB、脂溶性のEがメガ量含まれています。

またメガビタミンの発展セットであるアドオンセットには、脂溶性のAとDがメガ量含まれています。

これまで述べてきたように、ビタミン単体での働きだけをみても、病気にならない体づくりには不可欠であることがわかると思います。体の中では多様なビタミンやミネラル、そこからつくられるホルモンなどがネットワークとなって働いているのです。

繰り返しにはなりますが、**プロテイン1日20g（60cc）×2回をつづけて、キレート鉄が飲めるようになり、糖質過剰を解消する。それができたら、メガビタミンの基本セットであるATPセットの開始です。さらに健康維持や病気予防を強化したい方は、アドオンセットも加えてください。**

「複合的にビタミンを摂ることが必要なら、マルチビタミンでいいのでは？」というご質問もいただきますが、マルチビタミンを摂っていたのでは、各ビタミンの絶対量が足りません。

ATPセットで、生きるエネルギーであるATPをつくる。アドオンセットで、粘膜を強くして病気を予防する。それぞれ明確な目的を持ってつづけていただくために、各ビタミンの効能を頭に入れておくことは重要です。

第4章

分子栄養学が健康レベルを上げる理由

分子栄養学で重要な働きをする主なビタミンについて、これまで解説しました。栄養療法によって質的栄養失調を改め、体調を整えておくこと。そうして免疫力を向上させておくことは、今後ますます大切になってきます。

第４章では、現在最も関心が高い新型コロナウイルス感染症について、分子栄養学の見地から対策を述べます。そして、今後ますます重要になってくる分子栄養学の展望について綴ってまいります。

パンデミックを乗り越える

ビタミンCが武漢の（新型コロナウイルス）感染家族を救う

上海に住む医師が武漢の女性にインタビューをした記事が、2020年3月5日発行のオーソモレキュラーメディスンニュースサービスに掲載されていました。

それによると、彼女は両親と兄弟、兄の妻の6人暮らし。71歳の母親は逆流性食道炎を含む慢性疾患で、糖尿病や心臓病など複数の疾患を抱えていました。その母親がインフルエンザのような症状を示し、38度の発熱。家族全員に経口ビタミンCを摂取させ、彼女自身も1日約2万mgを摂り、母親は娘の半分以下ですが服用していたそうです。

その後、感染が判明し、入院となった母親。家族は病院を訪問してシンプルな防護服で世話をしましたが、家族全員が毎日高用量のビタミンC錠を継続していたため、誰も感染しなかったそうです。大きな病院に転院して人工心肺を装着するまでに至った母親に、家族はビタミンＣの輸液を依頼。主治医は同意し、約１万㎎までですが点滴を行ってくれたそうです。ＩＣＵで20日間闘った後、母親は回復し、その後もＩＶＣ治療（高濃度ビタミンＣ点滴治療）を毎日継続して、快癒しました。

母親の年齢や慢性疾患の病歴、および高齢者における新型コロナの高い死亡率を考慮すると、ＩＶＣ治療は母親の症状改善に大きな役割を果たした可能性があります。

中国は新型コロナウイルスが発生した国とされますが、現在は他国よりも封じ込めに成功しているという状況にあります。

このように中国の武漢や上海などいくつかの都市では、新型コロナの予防および治療にビタミンＣが有効であると、公的に認めて大量投与を実践しています。

わが国ではどうでしょうか。公的な機関から「新型コロナウイルスにビタミンが効く等の情報に注意」などの注意喚起が出ています。ビタミンの感染症予防効果に関して完全否定ではありませんが、及び腰の情報発信で、ビタミンＣおよびビタミンＤの抗ウイルス作用、免疫向上の力を矮小化しています。

新型コロナによる肺炎の予防・症状緩和にはビタミンC

オーソモレキュラー療法を推し進めるアンドリュー・ソウルは、新型コロナウイルスに対して、ビタミンCによる予防と緩和効果について力強く肯定しています。

「高用量のビタミンCを摂取することによって新型肺炎の流行を遅らせ、さらには感染を防ぐことができます。ビタミンCが持つ強力な抗ウイルス効果については、医療現場において数十年も前から活用されてきました。こうした事実があるにもかかわらず、メディアにて『ビタミンCの抗ウイルス効果、とりわけ新型コロナウイルスに対する効果的なアプローチ』が取り上げられることは、残念ながらほぼないでしょう」

と、発信しているのです。

もちろん一般的な感染防止対策は、社会的な防疫という意味でも必要でしょう。しかし個人の健康管理においては、ソウルがいうように、体の抗酸化力および免疫力を可能な限り高めておくことが肝心です。

仮に少量のウイルスに暴露したとしても免疫の働きが正常であれば、発症や重症化を抑えることができます。大量にウイルスが増えてしまってから、ありあわせの治療薬を投与されるより、予防に力を注いでおくことの方が賢明です。すでに症状が出てしまっていたとしても、ビタミンCおよびビタミンDの併用は早期回復に必須です。後遺症の問題も取り沙汰されている現在、治療にメガビタミンを併用して抵抗力をつけることが望ましいでしょう。

感染症のためのサプリメント推奨量

オーソモレキュラーニュースサービスならびに国際オーソモレキュラー医学会の医師たちが、ウイルス感染の予防や症状緩和のための栄養療法を発信しています。

・ビタミンC：３０００mg／日（またはそれ以上。分けて服用すること）
・ビタミンD３：２０００ＩＵ／日（1日5000ＩＵで開始、2週間後から2000ＩＵに減量。5000ＩＵは125μg 2000ＩＵは50μgに相当）
・マグネシウム：４００mg／日（クエン酸マグネシウム、リンゴ酸マグネシウム、マグネシウムキレート、または塩化マグネシウムとして）

・亜鉛：20mg／日
・セレン：100μg／日（大人に対する推奨量。子どもに対しては体重によって服用量を調整）

このようにビタミンD、マグネシウム、亜鉛、セレンをビタミンCと同時に摂取することで、ウイルスに対する免疫機能を強化することが示されています。

ウイルスの侵入後の体内の反応とビタミンC

生体はウイルスの侵入に対して、インターフェロンや抗体、NK（ナチュラルキラー）細胞などで闘います。インターフェロンは糖タンパクで、ウイルスに感染した細胞がつくって分泌します。

インターフェロンに接触した無傷の細胞は、抗ウイルスタンパクをつくり、ウイルスの増殖を防ぎます。はじめてのウイルスに感染すると、その抗体がつくられ、記憶されます。その結果、2度目の侵入に対しては、すばやく抗体産生が起こり、感染を抑えることができるとされます。

抗体が残る期間はウイルスによって差があります。抗体はウイルスの表面に結合して、細胞への吸着をさまたげたり、細胞内へ入ることを許しても遺伝子（ＤＮＡやＲＮＡ）を体外へ出せなくさせたりして、増殖を阻止するのです。

インターフェロンという名は、ウイルスの増殖に干渉（インターフェア）するという意味でつけられました。インターフェロンは免疫細胞から分泌されるサイトカイン（低分子のタンパク質。生理活性物質）の一種で、ウイルスが感染した細胞が分泌し、周辺の細胞に「ウイルスが侵入した」という警報を伝えます。

インターフェロンは、細胞に各種のウイルス増殖抑制タンパクを働かせるように仕向け、ウイルスの増殖を阻止します。

このインターフェロンの産生には、補酵素としてビタミンＣが必要です。感染時にビタミンＣが枯渇しているなどは、もってのほか、ということになります。

私の新型コロナウイルス対策

海外での状況や成果、分子栄養学の理論と実践を踏まえて、ここに私の新型コロナウイルス対策をまとめます。ウイルス感染症予防として、点滴は数回打ちましたが、かなり効果があります。エネルギー感が高まり快調です。ちょっと効きすぎかもしれません。

〈新型コロナウイルス予防・1日量〉

・断糖して、ウイルスの「エサ」を絶つ
・プロテイン：規定量20g（60cc）×2回
・ビタミンC：腸耐性用量（6〜30g）
・セレン：1か月目は400mcg、その後200mcg
・NAC（N-アセチルシステイン）：1000〜2000mg（抗酸化作用を示すアミノ酸のひとつ、グルタチオンの前駆体）
・その他にビタミンA、ビタミンD、ビタミンE、亜鉛、マグネシウムなど

NAC（N-アセチルシステイン）はグルタチオンの前駆体ですが、グルタチオンは免疫細胞を守り、直接的な抗ウイルス作用も期待できます。また、免疫系内のバランスを調整する上でも極めて重要です。

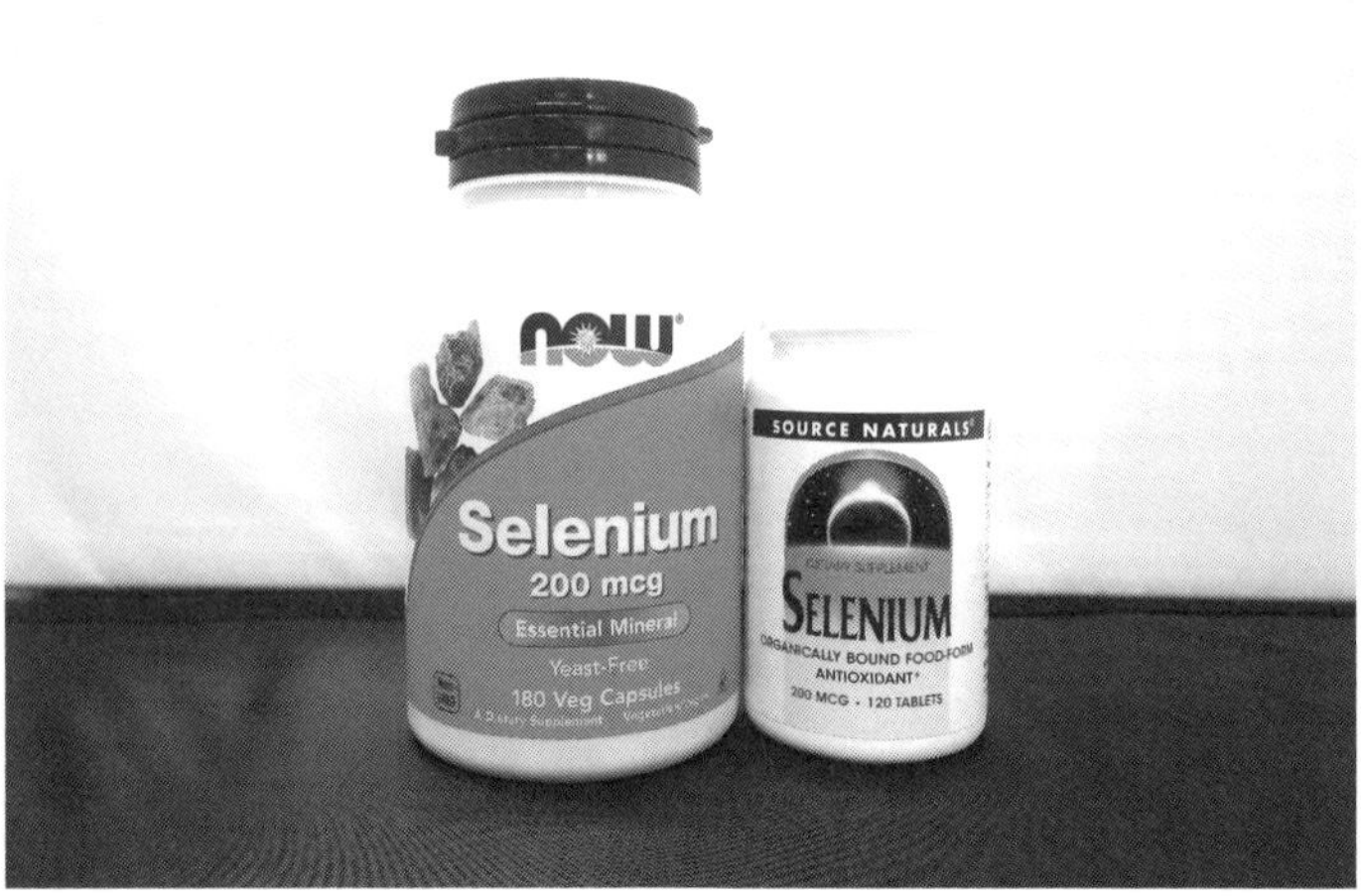

セレン（左からNow、ソースナチュラルのセレン）

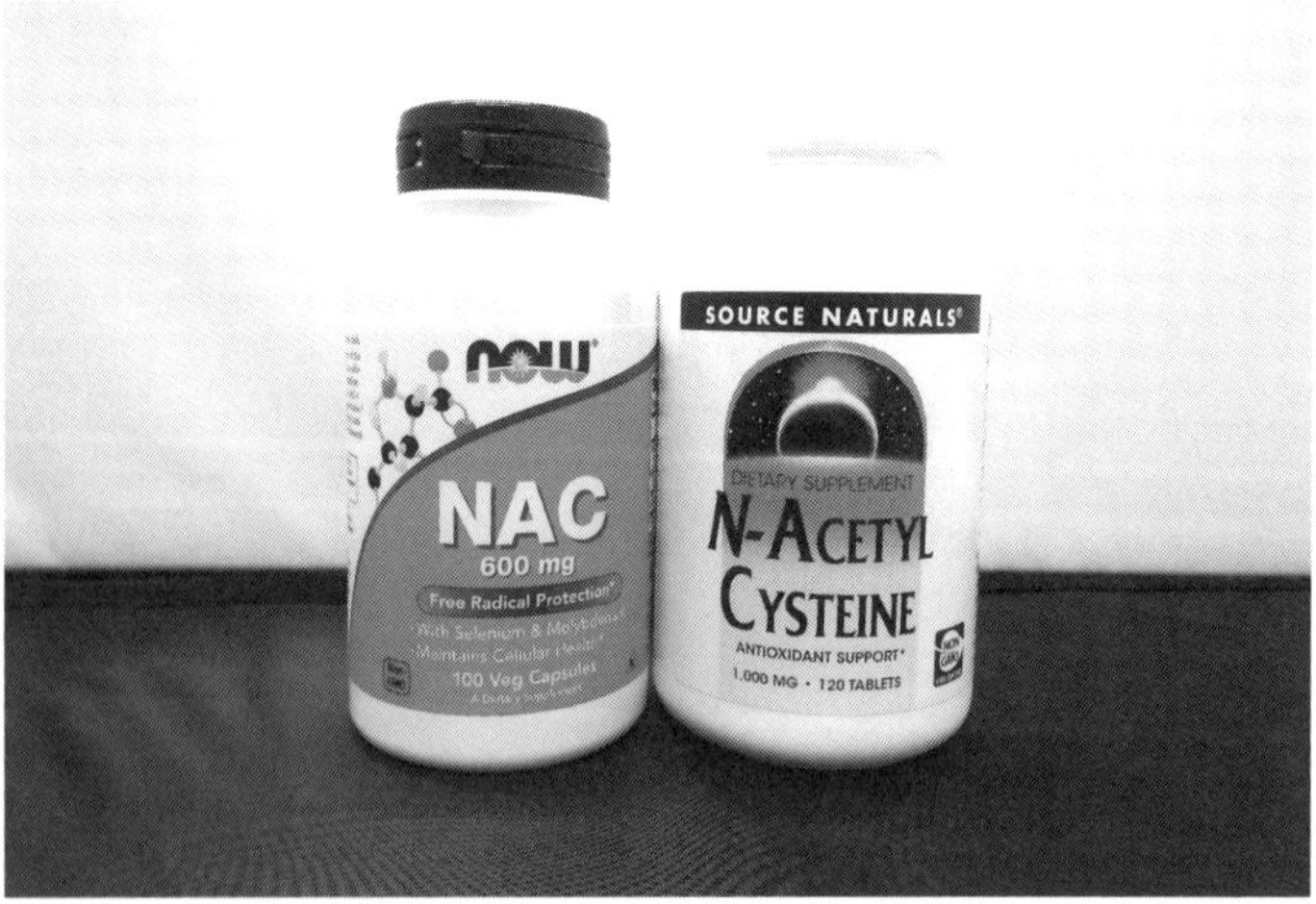

NAC（左からNow、ソースナチュラルのN－アセチルシステイン）

ミネラル類では、セレン、マグネシウム、亜鉛をビタミンCと同時に摂取することで、ウイルスに対する免疫機能を強化することが示されています。

もしも感染してしまった場合は、次の対策が効果的でしょう。


〈新型コロナウイルス感染初期・1日量〉

・プロテイン量を予防時の倍に増量
・ビタミンA：10万IU（2日間限定）※妊婦は1万IUまで
・ビタミンC：30分ごと5g、お腹がゆるくなれば半分のペースに落とす
・NAC（N-アセチルシステイン）：4000〜6000mg
・可能ならば、B+C+グルタチオン点滴：B（B1、B3、B6は100mg）+C（30g）+グルタチオン（1800mg）

いかがでしょうか。これで完璧ではないでしょうか。

このB+C+グルタチオン点滴は自費診療となり、所要時間は1時間半。ただし唯一、マイコプラズマには効果はありません。

参考　B ＋ C ＋グルタチオン点滴

製剤名

・蒸留水 500 mℓ（250 mℓを抜く。血管痛防止のため少し薄めています）
・ビタメジン 2A
・フラビタン（20）2A
・ナイクリン（50）2A
・パントシン（100）1A
・硫酸 Mg（1）1A
・カルチコール 8.5%（5）1 ／ 2A
・ビタミン C（2g）15A
・グルタチオン（200）9A

点滴に含まれるビタミン量

・ビタミン B1：100 mg
・ビタミン B2：40 mg
・ナイアシン：100 mg
・パントテン酸：100 mg
・ビタミン B6：100 mg
・ビタミン B12：1 mg
・ビタミン C：30g

対象となる疾患

・がん
・ウイルス感染症（新型コロナウイルス、帯状疱疹、ウイルス性肝炎など）
・細菌感染症
・慢性疼痛
・ギックリ腰など

私は予防として月に1回、点滴を行っています。当初は週1回としていましたが、効果が十分すぎるため、予防においては回数を減らしました。

新型コロナに罹患して入院している患者さんは、この内容で毎日1週間継続すると効果的です。重症者にはビタミンCを50gに増量します。

現在、新型コロナウイルスに罹患した場合の決定的な治療薬はありません。それぞれの病院で試行錯誤の治療が行われていると思いますが、この点滴は抗ウイルス作用、抗炎症作用、解毒作用、血栓リスクの低下など、人体がウイルスおよびウイルスがもたらす症状と闘う力を底上げします。新型コロナウイルスで入院治療をなさっているすべての患者さんに対して、この点滴治療を実施することを推奨いたします。

マスクの着けすぎはがんを引き起こす

俗に「コロナ脳」と呼ばれるような過剰な恐怖心は、日常の健康的なメンタルを破壊し、結果的に免疫力を下げてしまいます。

「はじめに」でも書きましたが、極端なコロナ恐怖症は鉄・タンパク不足が要因に挙げられます。こうした人が常にマスクをすると、どうなるでしょうか。

常にマスクをすることで酸素摂取量が低下し、嫌気性解糖が優位になります。そこから様々な他の病気のリスクが高まります。発がん性も高まるのです。

コロナを怖がりすぎる人がマスクをすると、最もがんを引き起こしやすいということになります。

マスクは公共交通機関や複数の人が集まる室内では、マナーとしても必要ですが、混み合っていない道を歩くときなどは適宜外しましょう。

不安な情報が日々発信される世の中ですが、ご自身の体調を整えて免疫力を上げるという、最も安心な感染対策をして、気持ちを落とさないでください。怖がりすぎて何も手につかず、人生の大事な日々を無駄にしてはいけません。気をつけつつ、怖がりすぎないことが大切です。

分子栄養学の展望

メガ・ファーマの援助を受けたアンチビタミン

ＭＥＤＬＩＮＥ（メドライン）というアメリカ国立医学図書館作成の医学文献データには「ビタミンは効果がない、危険」という論文が数多く掲載されています。

それらはすべて、メガ・ファーマの援助を受けて書かれたアンチ論文です。

一方「メガビタミンは効果があり、安全」という論文は、オーソモレキュラー医学誌（ＪＯＭ）にたくさん掲載されています。

なぜ同様の論文がＭＥＤＬＩＮＥには掲載されないのでしょうか。それはパラダイムが違いすぎて、採択されないからです。

ＪＯＭはＭＥＤＬＩＮＥに索引づけされていませんから、ほとんどの医師はこの事実を知りません。ＭＥＤＬＩＮＥで勉強してビタミンを評価しようとする「ＭＥＤＬＩＮＥ医師」は、全く的外れなのです。

アメリカのオーソモレキュラー本（chronic disease）には、「『重症ウイルス性肺炎をC点滴で治癒できた連続7症例』の論文を様々な医学雑誌に何度投稿しても、受理されずreject（返却）された」と記されていました。

このような内容は、査読者の「石頭」には理解不能なので、受理されないのです。

ビタミンへの攻撃の歴史

第2章でポーリングがビタミンCの効果を広めたとき、同時にバッシングも起こったと述べました。アメリカのＦＤＡ（アメリカ食品医薬品局）は市販中の８８０万錠のビタミンCを回収したのです。錠剤には「アスコルビン酸ナトリウム」が用いられていますが、そのナトリウムが腎臓に悪い、という名目でした。食塩のナトリウムとは比較にならない少量のナトリウムをタテに、難癖をつけたわけです。

当時のＦＤＡは、世界的な清涼飲料水メーカーに、カフェイン含有量の表示義務を除外する、という特典を与えています。メーカーの長年にわたる「運動」の成果です。

医師の中にも執拗にポーリングの批判をつづけている人がいました。しかし、その医師は66歳で亡くなり、一方のポーリングは93歳まで長生きしました。

21世紀に入ってからも、ビタミンへの攻撃は収まってはいません。日本でもすぐに「ビタミンCの効能は過去に否定された」といい出す医師がいます。単に当時のいきさつを知らず、自分で調べて勉強していないだけなのです。

メディアリテラシーを高める意味

アメリカでもいまだにビタミンへの攻撃はつづいているようです。

NIH（アメリカ国立衛生研究所）が、サプリメント等の食品補助食品の安全性に疑問を投げかける報告をしたことに対して、アンドリュー・ソウルは「すべてのアメリカ人の半数以上が毎日ビタミン剤を服用している」と語りました。

実際、栄養療法に携わっている大学の教職員、医学研究者、医師の独立した委員会は、ビタミンサプリメントは非常に安全だと述べています。

NIHは、医薬品の危険性を全く無視しながら、毎日のビタミン摂取に対して根拠のない懸念を述べているのです。

アメリカ毒物管理センター協会によって毎年集計された統計によると、マルチビタミンで死亡した人はひとりもいません。鉄過剰（サプリメントではなく医薬品の注射剤）では、おそらく年間２人の死亡があったようです。

一方、２００３年には、アスピリン単独による死亡者は59人だったそうです。鉄過剰に起因する死亡率よりも、約30倍高い死亡率です。他の医薬品と組み合わせた場合のアスピリンによる死亡はさらに多くなっています。

アメリカの医師、医学研究者は、数年ごとに大学から製薬会社へ転職したり、製薬会社から政府機関へ転職するケースが非常に多いとみられます。

製薬会社の利益になるようにメディアを使ったビタミンへの攻撃も、日本より明らかに多いと思われます。

頻繁にこうした攻撃をするメディアはニューヨーク・タイムズ、USA Today、ＡＢＣニュース、などです。このことは、ホッファー、ヘレン・ソウルの本に何度も出てきます。

私たちは分子栄養学の知識と共にメディアリテラシーも鍛えておく必要があります。分子生物学、生化学より導かれた分子栄養学、ＤＮＡ分子の働きという真実に立脚していれば、経験主義的な論文の罠にひっかかることもないと思います。自分の頭で考えつづけるしかない、ということです。

完全に一致した！　ホッファーの汎不足病

汎不足病（Pandeficiency Disease）とは、ホッファーのナイアシンの本に出てきた言葉です。タンパク不足、必須脂肪酸不足、ビタミン不足、ミネラル不足と、すべての栄養素が不足する状態のことです。

砂糖を含む精製糖質摂取は、その代謝のためにビタミン、ミネラルを浪費し、ビタミン不足、ミネラル不足を引き起こします。

長期間の深刻なビタミン不足は、ビタミン依存症を引き起こします。つまり、通常の100〜1000倍のビタミンを投与しないと改善しない状況になるのです（特にB群が依存症を生じやすく、B群の中ではナイアシンが最も依存症を生じやすい）。

ビタミンCについても、がん患者は長年のC不足により生じます。治療にはC10〜12g内服、C20〜100g点滴など、予防よりも高用量が必要になります。

アメリカ、カナダの人口の半数以上が汎不足病（Pandeficiency Disease）である――。

私の考えとホッファーの意見は完全に一致しました。

すべての慢性疾患は、汎不足病（Pandeficiency Disease）、つまり質的栄養失調により生じます。これは真実を表しているでしょう。

つまり治療は、高タンパク／低糖質食、メガビタミン、適切な脂肪酸とミネラル。すべての慢性疾患の治療は、同じなのです。

病名を大胆に再分類する

さてここで、ホッファーの貴重な知見に基づいて、質的栄養失調の観点から病気を大胆に６つに分類してみます。

・コーディング不足病（タンパク不足）
・ＡＴＰ不足病（鉄不足、マグネシウム不足）
・ビタミンＢ１不足病（脚気）

・ナイアシン不足病（ペラグラ・統合失調症）
・ビタミンC不足病（壊血病）
・ビタミンD不足病（くる病）

ホッファーは80％の病気は栄養不足により生じると述べています。これらの組み合わせで、ほとんどの病気の原因は明らかにできるでしょう。

結核＝壊血病＋くる病、神経難病＝脚気＋ペラグラ、がん＝脚気＋壊血病、白血病＝壊血病、ということが本質です。何を補ったらいいのか、一目瞭然なのではないでしょうか。

「医学は学問ではない」と三石先生に見破られている

次の引用は、三石先生の言葉です。

人間のからだでいえば、たとえば不整脈がおきたとき「ああ、この人は不整脈をおこしていますよ」というんだったら、客体から情報をとり出すだけですね。

〔中略〕カント流にいえば、いまの医学は学問じゃあありませんから、検査、検査で情報をとり出してすましこんでいるんですね。〔中略〕客体から情報をとり出すというのは、経験主義の立場なんですね。

ある人の脈拍がおかしくなりました。不整脈がおきていますよ、と医者がいいました。そういうものは経験になるわけですよ。医者でなくたって、それはわれわれにもインプットされますね、経験として。

〔学問とは〕そういう類いの経験主義では、まったくありません。相対性理論も経験主義ではないし、ニュートン力学も経験主義ではありません。

（三石巌：全業績28『私の哲学』）

三石先生はポーリングのメガビタミンも経験主義だと批判されていました。○○と□□の「相関関係」を検討するのが、現在の医学研究です。いわゆるエビデンスは、学問ではない、とバッサリ切っておられます。

「物理の法則、化学の法則から『因果関係』を明らかにするのが真の学問である」と述べた三石先生は、一般の医師とは全く考え方のパラダイムが違います。内科や精神医学など臨床医学はすべて経験主義で相関関係をみているため、学問ではないのです。

生化学、生理学などの基礎医学は因果関係があるので、学問です。一方、基礎医学の中でも病理学は経験主義なので学問ではない、ということになります。

近藤誠氏の本（『あなたの癌は、がんもどき』梧桐書院）にも、このように書いてありました。

「仮に、すべての病理医が十分な能力を備えているとします。そのような場合であっても、誤診の問題からは抜け出せない。なぜならば、病院により、あるいは病理医により、癌と診断する基準が異なるからです」

医学もそうですし、私たちが気軽に使う「健康」という言葉も、経験主義的な一側面で捉えたことだけで語っていることも多々あると思います。

健康レベルを上げるという意味

そもそも健康とはどのような状態を指すのでしょうか。快食・快眠・快便であること、病気がないこと、生き甲斐を持つなど、それぞれ一理あると思います。

しかし、そこに物足りなさがあるのは、学問に立脚していない点です。三石先生は「健康とはどのような状態か」ということに立脚する学問は、自然科学であり、生命科学、すなわち分子生物学のことである、といわれています。

ＤＮＡの二重らせん構造が発見されてから、生命現象の骨格が物理学によって説明されることとなったのです。ここでパラダイムシフトが起きています。

分子生物学によれば、生体は遺伝子ＤＮＡの指示によって動いています。つまり、ＤＮＡの活動が何らかの制約を受けている状態は、健康ではないということです。

不健康な人、あるいは健康レベルが低い人の体では、ＤＮＡの指令が完全に遂行されていないということになるのです。

ＤＮＡはアミノ酸の配列を決定します。ＤＮＡはタンパク質のつくり方が書いてある設計図です。アミノ酸は20種類ありますが、それぞれが十分量なければＤＮＡの指示をフルに遂行できない、すなわち健康レベルが低いということです。

三石先生は「高タンパク食は多くの病気の予防手段となり、かつ自然治癒の条件のひとつとなる。これは分子生物学からの当然の帰結である」と述べています。

病気を自然治癒させる方法を三石先生は提唱されました。当然、当時はまだ糖質制限という概念さえありませんでした。

三石理論は、高タンパク食＋メガビタミン＋スカベンジャー（抗酸化物質）です。

もう少し詳細に示すと、高タンパク食＋メガビタミン（特にC、E重視）＋適切なミネラル＋適切な必須脂肪酸＋スカベンジャー、です。これで、ありとあらゆる難病を治していました。三石先生の全業績に多数の症例が掲載されています。その症例の経過をみるだけで驚愕します。


そう、質的栄養失調の改善で病気は治癒しうるということです。

質的栄養失調＝糖質過多＋タンパク不足＋脂肪酸不足＋ビタミン不足＋ミネラル不足。

つまり、現在私が実践している方法論は「三石理論＋糖質制限＋鉄」、ということになります。三石先生は30年前にパラダイムシフトとは「考え方の枠組み」の転換であり、新しいデータは必要ないといっています。


分子生物学が生まれる前からある古典栄養学（カロリー栄養学）は、パラダイムが古すぎます。カロリー計算のやり方自体に異を唱えるものではありません。そのカロリーを主とした栄養学の、考え方の枠組みが古いのです。これをまだ現在の大学で教えているなんて、おかしな話です。管理栄養士が「バランスよく食べましょう」といい、医師が「カロリーを減らしましょう」という。もはや悲劇であり喜劇であるように感じてしまうのです。

正解は「分子栄養学的に何を食べるべきか」

ＤＮＡの指示通り必要十分量の酵素タンパクをつくるためには、タンパク不足では話になりません。バランスよく食べている人は、全員がタンパク不足です。さらに確率的親和力の低い代謝を補うためには、メガビタミン＋適度なミネラルが必要です。

つまり誰しも、質的栄養失調の改善が必要、ということです。

世の中には様々な食事療法があり、糖質制限を唱える医師の中でも、断糖さえすればプロテインやビタミンサプリは必要ないという人もいます。そんな言葉を鵜呑みにしてしまうと、その程度の健康しか手に入らない、ということになります。

彼らがよくいう「人類は本来何を食べてきたか」というパラダイムこそが古いので、私は全く興味がありません。

正解は「分子栄養学的に何を食べるべきか」ということです。

このことに向き合うことが、すべてのスタートです。不調を治す意味でも、病気を予防する意味でも、本当に大切なことなのです。

第5章

よくある疑問・失敗集

最終章となる本章は、よくあるご相談、陥りがちな失敗についての“あるある集”です。『うつ消しごはん』『すべての不調は自分で治せる』では、これまで巻末に症例集を掲載してきました。そこでご紹介した通り、分子栄養学のメソッドは高い実績を上げています。実感として、患者さんの８割は改善していると思います。

すぐに思うような結果が得られない場合も、時間をかけてじっくり取り組むことが大切です。自分なりに考えてアレンジするのは結構ですが、基本と手順を頭に入れた上でないと効果は得られません。ご自身の理解が正しいかどうか、よくある疑問や失敗を参考にして再確認してみてください。

“あるある”
その1

いきなり断糖して体調不良に陥る

これまで糖質たっぷりの生活をしてきた方が、いきなり糖質ゼロを目指して断糖し、めまい、ふらつき、頭痛、腹痛、倦怠感などの体調不良に陥る人がいます。

これで解決！　ゆるい糖質制限からはじめる

電気エネルギーがなければ電化製品は動きません。これと同様に、人も生きるエネルギーであるATPがなければ活動できません。エネルギーが急激に足りなくなれば、めまい、ふらつき、頭痛、腹痛、倦怠感などの不調が出てくるのは当たり前です。

エネルギー代謝については、糖や脂肪がどのように代謝されるかを理解しておく必要があります。それは「グルコース（ブドウ糖）の嫌気性解糖→好気性解糖」「脂肪酸→好気性解糖」という生化学的メカニズムです。

その代謝には酸素が不要な「嫌気性解糖」、そして酸素が用いられる「好気性代謝（クエン酸回路＋電子伝達系）」があります。

嫌気性解糖では、ひとつのグルコース分子がピルビン酸というエネルギー代謝に必要な物質になるまで、10回以上の化学反応を経ます。そうして、ようやくＡＴＰが２個できます（4個できますが、途中で2個消費）。この過程では大量のビタミン・ミネラルも消費します。

一方の好気性代謝では、クエン酸回路を経た電子伝達系においてＡＴＰが38個つくられますから、とても効率的です。その際、タンパク質とビタミンＢ群、鉄は欠かせません。

脂肪がエネルギー源となる脂肪酸では、さらに効率的です。脂肪酸の材料が良いもの（ラードなど脂肪酸の炭素数が16あるもの）ならば、直接好気性代謝のサイクルに入ることができるので、ＡＴＰは１２９個もつくられます。

そのため脂肪代謝を目指すことは重要ですが、急に切り替えようとしても、体は脂肪を燃料として上手に使えません。ステップとしては、タンパク質とビタミンＢ群、鉄を摂り、糖の代謝が効率的にできるようになってから、脂肪の代謝に切り替えていくことが大事です。そう、まだ「脂肪を燃料として上手く使えない人」がいきなり断糖すると、エネルギー不足で不調になるのです。

最重度の鉄・タンパク不足の人は、栄養不足が原因で極端なことをはじめてしまいがちです。考え方としては「0か100か思考」ではなく、じっくりつづけるという心構えで、ゆるい糖質制限から開始することです。1日の食事の中で「卵3つ+肉200g+プロテイン20g（60cc）×2回+キレート鉄」を十分摂るようにする。そして米と小麦は半分にするという程度でいいでしょう。清涼飲料水やお菓子など砂糖が入ったものは、できるだけ控えます。

特にタンパク質と鉄が不足しがちな女性の場合は、いきなり脂肪酸燃焼代謝に変えることは難しいのです。脂肪酸燃焼代謝に変えるためには、BUN15、フェリチン50程度は必要となります。まずは焦らず糖質を半分に減らして、タンパク質と鉄を十分に摂ることからはじめてください。

“あるある”
その２

プロテインを体が受けつけない

最初のうちは調子よく飲めていたプロテインが、１か月ほどで急に飲めなくなる人がいます。また最初から吐き気や腹部膨満感、下痢などの消化器症状が出る人もいます。

これで解決！　プロテイン１日５g（15cc）×２回から開始する

本書のメソッドは、プロテインが飲めないと開始できません。プロテイン１日の規定量の20g（60cc）×２回を毎日つづけていくことが重要です。

プロテインが飲めない（受けつけない）人というのは、「飲むとムカムカする、胃が気持ち悪くなる、お腹をこわす」と訴えられる人のことです。こうした消化器症状が出てしまうのは、やはり長年のタンパク不足が原因です。中にはそのままトイレに直行するなど、全く消化されないという人もいます。

プロテインは消化酵素の働きによって、アミノ酸に分解されて体内に吸収されます。もともとタンパク不足の人は、その消化酵素が不足しているのです。だから消化吸収が上手くいかず、受けつけなくなってしまいます。

早く消化吸収能力を上げて、たくさん飲めるようになりたい、という気持ちはわかります。でも、ここで焦らないでください。物事には順序があるのです。

最重度のタンパク不足の人は、まずは大きな欠乏部分を埋めて、徐々に効果のあるところまで到達すると考えてください。消化酵素が不足しているということは、よほどのタンパク不足です。少しずつ不足の穴埋めをしていくうちに、徐々に消化能力が向上し、やがてプロテインが飲めるようになってきます。

その人の消化吸収能力を超えるプロテインを飲むと、吐き気や下痢を生じるというのは、「正常な消化管の反応」だといえます。この場合、その人の消化吸収能力に見合った量に減らせば、難なく飲めます。1日のプロテイン量を5～10g（15～30cc）×2回から、はじめてみてください。当院のほとんどの患者さんは、これで上手くプロテインを導入できています。

しかし、稀に「プロテイン20ｇ（60㏄）×２回を１か月飲めていたのに、いきなり体が全く受けつけなくなった」という人がいます。

こうしたケースはすべて女性であり、男性にはほとんど見当たりません。最重度のタンパク不足なのです。そのような人は少量から開始している人よりも、さらに重篤なタンパク不足です。実はプロテインを全く消化できておらず、「正常な消化管の反応」もできなくなっているため、はじめはプロテインを飲んでも不調は生じないのでしょう。

ところが、１か月継続するとタンパク質が少し満たされて「正常な消化管の反応」が回復するため、吐き気、下痢を生じて、いきなり受けつけなくなってしまいます。そのため、ある意味「回復の兆候」という見方もできます。

このようなケースでは、いったんプロテインを中止し、しばらくは出汁、ボーンブロス、卵でタンパク質補給をしてください。その後、１日のプロテイン量を５ｇ（15㏄）×２回で開始します。順調に飲めたら、月単位で徐々に規定量の20ｇ（60㏄）×２回まで増やしていきます。

5g(15cc)×2回が無理でしたら、2g(6cc)×2回で開始します。10g(30cc)のプロテインをつくり、1日かけてチビチビ飲めば良いのです。これができない人はいないはずです。

“あるある”
その3

高用量のナイアシンを飲んで大フラッシュを起こす

ナイアシンにはナイアシンフラッシュという一時的な副作用で、顔がほてる、汗をかく、赤くなる、しびれる、じんま疹などの症状が出ることがあります。

これで解決！　基本メソッドを継続してから服用

ナイアシンはビタミンB3とも呼ばれる栄養素で、タンパク質合成の際に重要な役割があります。精神疾患、リウマチや腎臓病など、あらゆる病気の治療に不可欠です。

ナイアシンを統合失調症の治療に用いていたホッファーは「人類はビタミンC合成能力

を失ったのと同じように、ナイアシンの合成能力を失いつつある」と述べています。

ナイアシンにはナイアシンフラッシュという一時的な副作用で、顔がほてる、汗をかく、赤くなる、しびれる、じんま疹などの症状が出ることがあります。ナイアシンの末梢神経拡張作用によるもので、1時間ほど経てば治まります。

このように顕著な反応が出るサプリメントですので、知識を持った上で注意して摂る必要があります。初心者向けではないのです。

そんなナイアシンに対して、最重度の鉄・タンパク不足の人が深く考えもせず突撃してしまうのは危険です。高用量を一気に飲んで、大フラッシュを起こしてしまうのです。

ナイアシン服用をはじめる前には、ワンステップもツーステップも必要です。

まずは、プロテイン1日20g（60cc）×2回+ビタミンC1000×3錠を問題なく継続できていることが大前提です。さらには、フラッシュを起こしにくいナイアシンアミド500mg×3錠（朝昼夕1錠）を継続し、その後ナイアシンアミド500mg×6錠に増量（朝昼夕2錠）して2～3か月継続する。

その後にナイアシンをはじめるべきでしょう。それでも激しいフラッシュが出たら、またナイアシンアミドのみに戻して様子をみてください。

“あるある”
その4

食品添加物が怖くてプロテインが飲めない

プロテインを健康のために飲みたい。でも食品添加物が多いから、不健康になるのが怖くて飲めないという人がいます。

これで解決！ タンパク質が食品添加物の処理をする

何かを過剰に不安視する心理は、タンパク不足からきています。食品添加物が怖いのもタンパク不足に要因がありますし、それ以前にタンパク不足だと体内で食品添加物を処理する能力がなくなっています。

残念ながら、本末転倒になってしまっているのです。食品添加物が怖いのではなく、タンパク不足の怖さの自覚がないのが大問題です。怖がるものを間違っています。

「つまらないことは一切考えずにプロテインを飲むこと!」というのが回答ですが、少し説明もいたします。

まず、みなさんが生鮮食品だと思っている食べ物にも、今や様々な化学物質が添加されています。農薬や抗生物質、ホルモン剤を利用しない耕作や家畜の飼育は、まず考えられません。また加工食品は腐敗や酸化を防止するために様々な添加物が使用されており、現代の食生活では必要不可欠です。色素や甘味料には問題のある種類もありますが、いずれも使用量は厳密に法律で決まっていますし、表示義務もあります。このように添加物は少ないに越したことはありませんが、気にするときりがないのです。

薬や添加物などの異物は、肝臓や腎臓において薬物代謝という働きによって処理されます。薬物代謝とは、薬や異物の親水性を高めることにより、体外に排出しやすくするということです。要は「臓器がしっかり働く=タンパク質が満たされている」ということが「肝腎」なのです。臓器の働きを高めるために、タンパク質であるプロテインを飲みましょう。毎日プロテイン20g(60cc)×2回(朝夕、12時間ごと)をつづけてください。

“あるある”
その5

焦りまくって治らない

本に書いてある通り実践しているのに、全然治らないと不満を述べる人がいます。

これで解決！　継続して、ゆっくり待つ

本に書いてある通りにしているのに、全然治らないと不満を述べる人がいます。こうした人は、焦りと怒りで交感神経過剰状態になっています。そのため、アドレナリンやコルチゾールというストレスホルモンの合成のために、タンパク質、ビタミン、ミネラルが浪

費されて、余計に治りが悪くなってしまいます。

中学生時代から20〜50年来といったタンパク不足は、そんなにすぐ治るわけはないのです。これまでの食生活を振り返り、体の声をよく聞いてみてください。スイーツに目がなかったり、ずっとコンビニ食で済ませたりしていませんでしたか？　麺類やご飯といった炭水化物ばかりを食していませんでしたか？　極端な玄米自然食主義に走ったり、粗食が健康の秘訣だといって、お肉を控えたりしていませんでしたか？

ようやく「良い材料」であるタンパク質を体に供給しはじめたとしたら、体の中では「待ってました」とばかりにトンテンカンテンと補修をはじめているのです。これまで必要な栄養も供給していなかったのに「まだ治らないのか」と急かしては、ご自分の体がかわいそうです。

同じ量の栄養を供給しても「確率的親和力」といって、有効に利用できる度合いが人それぞれに異なります。大量のビタミンが必要な人もいれば、少量で済む人もいます。治る期間も人それぞれです。

ストレスホルモンの合成に栄養を浪費しないためにも、リラックスして継続し、ゆっくり治るのを待ちましょう。

“あるある”
その6

治ったと勘違いして、プロテインをやめてしまう

悩みの症状が治ったからといってプロテインをやめ、糖質制限もなし崩しになってスイーツ祭り。その後、再発してしまう人がいます。

これで解決！ 生きている限りは、プロテインをやめない

プロテインは生きるために必要な栄養です。酸素と同じで、生きている間はやめてはいけません。調子が良くなったからといって、呼吸をやめる人はいないはずです。プロテインやビタミンは不調を改善するために、はじめた人が多いでしょう。そもそも

分子栄養療法は治ったらやめる、というようなメカニズムに基づいてはいません。

薬ならば症状が落ちついたら、やめるべきでしょう。多くの薬は「代謝阻害剤」ですから、副作用もありますので、長期間の使用は好ましくありません。

プロテインやビタミンは薬と逆で、代謝の働きを支える大切な栄養素です。せっかく分子栄養学的に正しい道を歩みはじめたのに、そこから外れる理由はありません。

プロテインをやめてしまうと、また糖質への欲求がぶり返してしまいます。「たまにはいいはず」といって、スイーツ祭りに逆戻り。そうこうするうちに再発してしまいます。

「いらない材料＝糖質」が増え、「必要な材料＝タンパク質」が減ったのでは、不調も再発してしまうのです。

「プロテインをどれくらいの期間飲めばいいですか？」「長期間の使用は控えた方がいいですか？」というご質問もありますが、これも同じ回答です。

酸素と同じく、死ぬまで必要です。死ぬ直前まで継続してください。

“あるある”
その７

結局何をつづければいいのか、わからない

特にビタミンの話は多岐にわたるため「メガビタミンはわかりにくい」と考える人も多いようです。

これで解決！　プロテインと基本のＡＴＰセットを摂る

本書で様々なビタミンについてご紹介しましたが「どれも必要な気もするし、自分に何が必要か、どこからはじめたらいいのかわからない」という人もいるかもしれません。一つひとつの栄養素は奥深いものですが、私がご提案するメソッドはシンプルです。毎

日プロテインを20g（60cc）×2回摂り、基本のATPセットを摂ることです。

〈ATPセット　飲み方の参考例・1日量〉

・鉄：Nowアイアン36mg（キレート鉄）、3錠（夕に3錠）
・ビタミンB：B50コンプレックス、2錠（朝夕に1錠ずつ）
・ビタミンC：C1000、3錠（朝昼夕に1錠ずつ）
・ビタミンE：E400（d－αトコフェロール含有）、1錠（朝に1錠）

※鉄とEは同時に摂取してはいけません。Eは朝、鉄は夕というように8時間ほど時間をずらして服用してください。
※B50は夜遅い時間に飲むと不眠になることがあります。夕方はできるだけ早い時間に飲むようにしてください。

「わかりにくい」という人も、まずはプロテインとATPセットをつづけてください。ATPセットを3か月継続し、プロテインにEAAを組み合わせたい人は、第1章を参照して追加してください。他のサプリを追加したい場合は、発展セットとなるアドオンセットに進みます。その後はビタミンB、C、Eを増量するのもいいでしょう。

「○○という病気には、どのサプリが有効でしょうか？」というようなご質問もいただきますが、その答えもやはり、基本からはじめることです。

すべての病気は質的栄養失調という同じ原因ですので、同じ治療が有効です。つまり、高タンパク／低糖質食＋プロテイン＋ATPセットが基本となります。

“あるある”
その8

薬を減らしたいのに上手くいかない

特に精神科医療の分野では、処方薬がどんどん増えてきて、たくさんの薬を飲むことに不安を覚える人がいます。依存性のある薬の多用も心配されています。

これで解決！　薬が不要な体づくりをコツコツと

同じ作用の薬を大量に処方される、それぞれの薬の量も本来必要な量より多い「多剤大量処方」は、精神科医療では問題になっています。当院ではこのような不適切な処方はいたしません。必要な薬は処方しますが、できる限り薬を減らす治療を行っています。

「寛解《かんかい》＝薬を服用して症状が出ない状態」ではなく、「完治＝薬を服用しなくても症状が出ない状態」を目指しているからです。

減薬は第一目標ではありますが、がんばって行うものではありません。徐々に、自然に、薬を必要としなくなる体づくりをコツコツと行うことが最重要です。

そのためには、プロテイン規定量＋ATPセットを継続することです。

これを継続することで、不調は改善に向かいますし、薬の効きも良くなります。向精神薬の減薬にはナイアシンが有効ですので、ATPセットに組み合わせます。

減薬に苦労する一因として、「薬の効きが悪い」という人もいるようです。ほとんどの薬には代謝酵素阻害作用がありますが、代謝酵素はタンパク質です。つまり、薬が効かないのは、最重度のタンパク不足であるがゆえに、その効果が阻まれているのです。

プロテインを飲んでタンパク質が満たされていくと、少量の薬を飲むだけで、それがとても良く効きます。少量の薬で済むのであれば、必然的に飲む量は減らすことができますし、副作用も軽減できます。

〈参考　当院のマイナートランキライザー（抗不安薬）の処方指針〉

・脳卒中患者、認知症患者には一切処方しない
・依存・乱用を生じやすい短時間作用型のデパス、ソラナックスは処方しない
・ハルシオン、マイスリーは処方しない
・処方が必要な場合には長時間作用型の薬剤（メイラックス、ランドセン）を、「できるだけ少量」そして「できるだけ短期間に限って」処方する。処方しても可能な限り短期間で減量・中止するよう心がける
・新たなマイナートランキライザー依存患者を絶対につくらない

“あるある”
その9

子どもがプロテインを飲んでくれない

子どもがなかなかプロテインを飲まない、あるいは子どもが飲んでいいプロテインの量がわからないという人がいます。

これで解決！　まずは親がプロテインを飲む

お子さんの不調でお見えになるお母さんのほとんどは、重度のタンパク不足です。また ご自身の不調が理由でお子さんを連れて来院される場合は、お子さんもタンパク不足です。

おそらく、妊娠・出産・産後も鉄とタンパク質が不足していたと考えられます。

子どもの食事は親の影響がほとんどです。ですから、子どもにプロテインを飲ませたい場合は、まずは母親（父親も）がプロテインを飲む必要があります。

その上で、どれくらいの量が必要なのか考察します。母親が体重50kg、子どもが20kgと仮定します。母親がどれだけプロテインを飲めるかで、子どもの飲める量がわかります。

母親が毎日10g（30cc）×2回のプロテインを問題なく飲めれば（ムカムカしたり下痢をしない）、4g（12cc）×2回が子どもの摂取量の目安です。母親が20g（60cc）×2回飲めれば、8g（24cc）×2回が子どもの摂取量です。

子どもがプロテインを飲めない場合は、重度のタンパク不足が懸念されます。甘みのあるプロテインが飲めないなら、無香料のプレーンプロテインを料理に入れましょう。カレー、シチュー、スープなどに入れても味は問題ありません。それを数か月継続することで、親子共々タンパク質が満たされてきて、プロテインが飲めるようになります。

プロテインは苦手だけど、EAAなら飲めるという場合は、あくまでプロテインとの併用でEAA2g×2~3回の用量を守ってください。いずれにせよ、まずは親が毎日2回プロテインを飲むこと。その姿をみせて生活しないと、子どもも飲みません。親もプロテインが苦手だとしても、少量からで良いので「プロテイン飲むよー」と、毎日2回飲む習慣をつけることが大切なのです。継続すれば、量を増やして飲めるようになります。

発達障害（ADHD、自閉症を含む）の傾向がある子どもの場合は、必ず親がプロテインを飲むことが大事です。特に子どもと一緒にいる時間が長い母親は、毎日2回飲んでください。母親がタンパク不足だと、子どもに上手に向き合うことができず、親子共々パニックを起こしてしまいます。

子どもを治す前にまず自分を治す、という自覚を持ってはじめることが肝心です。

発達障害で来院される患者さんにお勧めしているサプリメントのセットは、次のようになります。


〈発達障害改善3点セット〉

・プロテイン1日2回（12時間ごと）
　まず体重1／2×1gから開始し、目標は体重×1gの量（1日量）
・ナイアシンアミド
　6歳まで500mg×3錠、7歳から500mg×6錠（1日に2〜3回に分けて摂る）
・Nowアイアン36mg（キレート鉄）×2〜3錠（1日1回にまとめて摂る）

“あるある”
その10

過食行為がやめられない、運動もしなきゃと焦る

ヤケ食いやドカ食いを超えた過食をして「意志が弱い」と悩む人も多くいます。また肥満が解消されないため「運動しなくては」と焦り、何もできていないという人もいます。

これで解決！　あなたの意志は弱くない

過食がやめられないと悩んでいる人は「自分の意志が弱いから、食べてしまう」と思い込んでいます。ついつい食べて、自己嫌悪に陥り、さらにメンタル不調を呼び寄せて、また食べてしまう。この繰り返しです。

はっきりと申し上げますが、過食がやめられないのは意志が弱いからではありません。あなたの意志は関係ありません。生きるためのエネルギーを必死で補おうとしている、涙ぐましい反応なのです。これを理解して、いったん開き直れば、次の行動がみえてきます。

過食している人が食べているものの大部分は糖質です。お菓子やパン、麺類、ご飯ものなどを大量に食べています。中には肉をたくさん食べている人もいるかもしれませんが、それ以上に糖質も摂っているはずです。

過食がやめられないのは、糖質を摂りすぎていることでATP生成の効率が悪くなっているからです。糖質過多はビタミン・ミネラルを浪費するため、好気性代謝というATPをたくさんつくるエネルギー代謝回路に入れず、嫌気性解糖という非効率的なエネルギー代謝で補おうとします。まさに自転車操業です。どんどん生きるエネルギーを欲するために、際限なく糖質に手が伸びてしまうのです。

過食は鉄・タンパク不足が原因です。まずは卵やバターをたっぷり使ったオムレツ、生クリームにエリストールという甘味料を使ったコーヒーフロートなどを食べて、精神的に満たされながら、タンパク質や良質の脂肪を摂るようにしてください。そして、もちろんプロテインをはじめましょう。

1日にプロテイン20g（60cc）×2回＋キレート鉄36mg×3錠（夕）が有効です。これに慣れていき、ビタミンB50、ビタミンC、ビタミンEのATPセット、そしてナイアシンアミドや亜鉛を加えていくことができたら、ベストです。

プロテインは太るから嫌だという人は、勘違いをされています。肥満は体脂肪が増加した状態です。太る原因は糖質の過剰摂取です。糖質をたくさん摂ることで血糖値が上昇し、通常以上の追加インスリンが分泌されます。それが糖を脂肪に変換させてしまいます。

プロテイン、卵、肉を摂っても、追加インスリンの分泌はありません。プロテインを十分量飲むと、糖質を食べたいという要求がなくなっていきます。肥満が怖い人こそ、プロテインを増やす必要があります。

過食にともなう肥満を解消するためには「運動しなくては」と焦る人もいると思います。運動は代謝を上げるという意味では、体に良いと思います。しかし、痩身効果そのものはどうでしょうか。脂肪を1kg減らすためには、ウォーキングなら300km必要で、ランニングなら100km必要です。つまり運動をして痩せるのは、不可能という結論になります。汗だくの運動が長つづきしなかったなどと自己嫌悪にならず、できる範囲の適度な運動からはじめて、細く長くつづけた方が心にも体にも良いのです。

“あるある”
その11

サプリメントを飲み込めない、飲むと気持ちが悪くなる

鉄の錠剤やビタミンサプリを上手く飲み込めない人、飲むと気持ち悪くなるという人がいます。飲んでも効果を感じないので、結局やめてしまいます。

これで解決! タンパク質で消化機能を回復する

これも答えは「最重度のタンパク不足」だからです。鉄やビタミンサプリが飲めない、効果を感じないという人の多くは、プロテインの量が足りていないのです。きちんとプロテインをはじめないまま、あれこれサプリだけ飲もうとしてはいけません。

順番を守って、2週間以上はプロテインの規定量を飲みつづけてから、鉄とビタミンサプリを飲んでください。

なぜそうしなくてはならないのか。それは、酵素の働きを知ることで理解できます。酵素は生命維持のための新陳代謝や生体化学反応に不可欠な物質です。

酵素は、主酵素＋補酵素（補因子）で完全な酵素になります。主酵素の原料はタンパク質です。ここで補酵素であるビタミンや補因子であるミネラルが合わさって、完全な酵素になります。このようにつくられる酵素が、体内には約3000種類あるといわれています。

体内でつくられる酵素は、消化酵素とそれ以外の代謝酵素の大きく2つに分かれます。消化酵素として働く酵素がしっかりつくられるようになると、代謝酵素として働く酵素にも余裕が出てきます。しかし消化酵素のためのタンパク質が不足したままでは、ビタミンが吸収できない深刻な状況がつづきます。

主酵素と補酵素は、鍵穴のような仕組みでピタッと合わさります。このとき、主酵素の鍵穴の形が、補酵素にピタッと合わさりやすい人とそうでない人がいます。これは「確率的親和力」と呼ばれるもので、一般的には体質のようなものです。鍵穴の形がピタッと合いやすい人は、補酵素のビタミンが少量でも完璧な酵素ができます。

体調が悪くなりがちな人は「確率的親和力が低い」、つまり一般的には「虚弱体質」ということになります。錠剤さえ飲むのが大変だという人は、嚥下《えんげ》能力、消化吸収能力が著しく弱くなっているということです。

ですから、まずプロテインを十分に飲んで、消化酵素の働きをできるだけ高めてから、鉄の錠剤やビタミンサプリを摂ることが大切です。

おわりに

猛暑、そして「特別な夏」となった2020年の8月、世の中が夏休みシーズンに入ると、いつもにも増して患者さんが大勢お見えになりました。

連日フラフラになりながらも、ひとりでも多くの方にプロテインとメガビタミンで元気になってもらいたいという一心で、診療をこなしておりました。

私は自らが分子栄養学に沿った栄養療法の実践者ですから、常にプロテインやサプリメントを手放さず、どれくらいの量でどのような体感があるか、自分自身の体の声を聞いています。忙しいときは、特に自分自身の不調のサインを見逃さないようにします。不調のサインというのは、体がホメオスタシス（恒常性）を維持するため、いわば自分で自分を治す治療の一環として起きることです。

「こんなときは、ビタミンCを増量すれば切り抜けることができる」などと、適宜分量を調整して、私は健康体を維持しているのです。

当院には看護師などの医療従事者が、心身の不調を訴えて来院されることもあります。忙しいゆえに、お昼はコンビニのおにぎりやサラダだけと話されていました。新型コロナ対応で寝る間もない医療従事者は、コンビニでさえ行く時間はないかもしれません。栄養不足に陥り、心身に不調をきたすのは無理もないことかもしれませんが、医療従事者こそ健康自主管理を徹底し、栄養を満たしていただきたいと思います。

鉄・タンパク不足、メガビタミンの有用性について、理解を示して実践してくださる医療従事者もいらっしゃいますが、まだまだ私が願うほど広まってはいません。これまでの医療の知識がある人ほど、考えを切り替えられないのだと感じます。

でも来院される患者さんの多くは、栄養のことを理解しようと前向きです。

そうです、不調はあなたに問題があるのではなく、質的栄養失調に問題があるのです。

メニエルとヘルペスで来院された患者さんが、快癒してからも月に1回「ビタミンB＋C＋グルタチオン点滴」に来られています。

「毎月体調が回復している」と喜んでおられます。毎回服用するサプリをまとめて持参されており、私よりも多くのサプリを飲んでいます。

この患者さんの知人がリウマチと診断され、車椅子生活となったそうです。医師からは、抗リウマチ薬を勧められたとのこと。

「そんなものを飲むより、こちらを飲みんさい」

と、プロテイン＋ビタミンC＋ナイアシンを勧めたところ、2か月でリウマチはすっかり完治して、普通に動けるようになったそうです。すごいですね、当院の患者さんが知人のリウマチを治してしまいました。

患者が患者を治す時代、健康自主管理の時代です。

病気にならない体は、自分でつくれます。

今、あなたが不調であっても不調でなくても、ご自身の質的栄養失調に目を向けてください。健康な体は人に頼らず、自分でつくるのです。今日から、つくりつづけるのです。

参考文献

1）三石巌：健康自主管理システム1～5（阿部出版）
2）三石巌：全業績1～27（現代書林）
3）Abram Hoffer, Andrew W. Saul: Orthomolecular Medicine for Everyone: Megavitamin Therapeutics for Families and Physicians.
4）Helen Saul Case: Orthomolecular Nutrition for Everyone: Megavitamins and Your Best Health Ever.
5）Abram Hoffer, Andrew W. Saul, Harold D. Foster: Niacin: The Real Story; Learn About the Wonderful Healing Properties of Niacin.
6）Steve Hickey, Andrew W. Saul: Vitamin C: The Real Story: The Remarkable and Controversial Healing Factor.
7）Michael J. Gonzalez, Jorge R. Miranda-Massari, Andrew W. Saul: I Have Cancer: What Should I Do?: Your Orthomolecular Guide for Cancer Management.
8）Andrew W. Saul: Orthomolecular Treatment of Chronic Disease: 65 Experts on Therapeutic and Preventive Nutrition.
9）Andrew W. Saul: Doctor Yourself: Natural Healing That Works.
10）Abram Hoffer: Healing Children's Attention & Behavior Disorders: Complementary Nutritional & Psychological Treatments.
11）Abram Hoffer, Andrew W. Saul: The Vitamin Cure for Alcoholism: Orthomolecular Treatment of Addictions.
12）山本義徳：アスリートのための最新栄養学（上、下）（NextPublishing Authors Press）
13）Roger J. Williams. A Physician's Handbook on Orthomolecular Medicine .
14）Roger J. Williams. Biochemical Individuality: The Basis for the Genetotrophic Concept.

◉著者の本、FB、ブログ、FB グループ
藤川徳美：うつ・パニックは「鉄」不足が原因だった（光文社新書）
藤川徳美：分子栄養学による治療、症例集（NextPublishing Authors Press）
藤川徳美：うつ消しごはん（方丈社）
藤川徳美：薬に頼らずうつを治す方法（アチーブメント出版）
藤川徳美：精神科医が考えた！うつも消える！心を強くする食事術（宝島社）
藤川徳美：薬に頼らず子どもの多動・学習障害をなくす方法（アチーブメント出版）
藤川徳美：すべての不調は自分で治せる（方丈社）
藤川徳美：医師が教える！不調を自分で治す実践レシピ（世界文化社）
著者の Facebook（https://www.facebook.com/tokumi.fujikawa）
こてつ名誉院長のブログ（https://ameblo.jp/kotetsutokumi/）
Facebook プロテイン＋メガビタミングループ（https://www.facebook.com/groups/1727173770929916/）

◉サプリメントの購入
iHerb　https://jp.iherb.com/
iHerb、マイページ（著者の推奨サプリメントを掲載しています）
https://jp.iherb.com/me/5392347043143371124（紹介コード JZD352 を使えば 5%割引となります）

著者略歴

藤川徳美

精神科医、医学博士。1960年、広島県生まれ。1984年、広島大学医学部卒業。広島大学医学部附属病院精神神経科、県立広島病院精神神経科、国立病院機構賀茂精神医療センターなどに勤務。うつ病の薬理・画像研究や、MRIを用いた老年期うつ病研究を行い、老年発症のうつ病には微小脳梗塞が多いことを世界に先駆けて発見する。2008年に「ふじかわ心療内科クリニック」(広島県廿日市市)を開院。うつ病をはじめとした気分障害、不安障害、睡眠障害、ストレス性疾患、摂食障害、認知症などの治療に携わる。高タンパク／低糖質食を中心とした栄養療法で目覚ましい実績を上げている。著書に『うつ・パニックは「鉄」不足が原因だった』(光文社新書)、『うつ消しごはん』『すべての不調は自分で治せる』(方丈社)、『薬に頼らずうつを治す方法』『薬に頼らず子どもの多動・学習障害をなくす方法』(アチーブメント出版)、『精神科医が考えた！うつも消える！心を強くする食事術』(宝島社)、『分子栄養学による治療、症例集』(NextPublishing Authors Press)などがある。

心と体を強くする！
メガビタミン健康法

2020年11月11日　第1版第1刷発行
2022年11月11日　第1版第6刷発行

著者

藤川徳美

編集協力

林口ユキ

デザイン

杉山健太郎

DTP

山口良二

発行人

宮下研一

発行所

株式会社方丈社

〒101-0051

東京都千代田区神田神保町1-32 星野ビル2F

Tel.03-3518-2272 / Fax.03-3518-2273

https://www.hojosha.co.jp/

印刷所

中央精版印刷株式会社

ISBN978-4-908925-68-9